히로시 슈토 박사가 권하는

59세 운동법

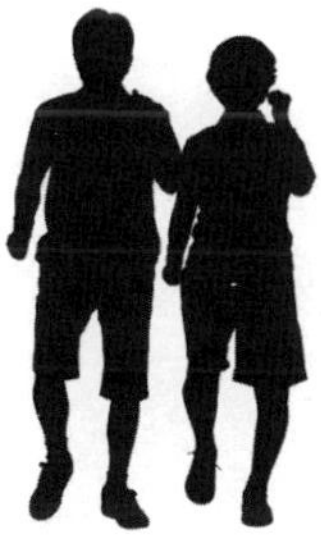

책보출판사

히로시 슈토 박사가 권하는

59세 운동법

초판 인쇄 2013년 9월 12일
초판 발행 2013년 9월 23일

저 자 히로시 슈토
번 역 이 중 목

발행처 책보출판사
발행인 이 중 목
출판신고 제 302-2004-000045호
주 소 서울특별시 용산구 원효로 83길 21
전 화 02) 702-6176
팩 스 02) 6442-6177
이메일 sung1290@naver.com

ISBN 978-89-87321-67-7 03510

※ 책값은 표지 뒷면에 표시되어 있습니다.

히로시 슈토 박사가 권하는

59세 운동법

머 리 말

현대 과학기술의 발전은 인류에게 풍요로운 삶을 보장해 주면서 인류의 수명에도 영향을 주어 바야흐로 100세 장수시대를 맞이하게 되었습니다.

이런 100세 장수의 혜택권에 있는 인류의 또 다른 고민은 풍요의 시대에 걸맞게 '건강'이라는 테마로 전환되어 무엇을 어떻게 언제 먹고, 어떻게 운동해야 되는지에 대한 관심이 커지고 있습니다. 그에 발맞추어 하루가 멀다 하고 새로운 학설들이 발표되고, 각종 매체를 통해 새로운 건강식품, 기능성 약품, 운동법 등이 소개되고 있습니다.

그 결과 이제는 정보를 접하는 사람들 뿐 아니라, 이를 제공하는 사람들조차도 "이것만 하면 장수할 수 있다!"고 확언할 수 없는 상황이 되었습니다. 하지만 확실한 것은 100세 시대에 맞는 생활 패턴에서는 운동을 하지 않으면 안 되는 상황이라는 것입니다.

'장수(長壽)'라는 말 앞에는 당연하다 싶게 '무병(無病)'이라는 단어가 붙습니다. 무병장수, 병에 걸리지 않고 오래 살고 싶은 우리 인간의 마음을 가장 잘 표현한 말이라고 할 것입니다.

우리 몸은 무엇을 어떻게 먹고, 어떻게 관리하느냐에 따라 변화되어 갑니다. 자기 몸은 자기가 잘 압니다. 따라서 자기 몸은 자기가 관리해야 합니다. 특히 근육의 양이 줄어들기 시작하는 중년기부터는 근육의 관리를 잘 해주어야 노년에 이를 때까지 기운차게 활동할 수 있습니다.

다행히 우리 몸의 근육은 단련하게 되면 나이와 상관없이 늘어날 수 있게 되어 있고, 젊은이들처럼 격한 운동을 하지 않아도 필요한 만큼 단련할 수 있습니다. 이 책은 근육량이 줄어드는 중년에서부터 노년에 이르기까지 나이에 관계없이 혼자 일상생활 속에서 가능한 근육 운동법을 그림을 곁들여 의학적 이론과 함께 쉽게 소개하고 있습니다.

건강할 때는 건강의 중요성을 잘 모릅니다. 건강을 잃고 나서야 실감하게 됩니다. 하지만 그때는 이미 늦습니다.

100세 장수시대에 들어선 지금 100세까지도 힘차게 걸으며 활동할 수 있기를 원하신다면 하루라도 빨리 근육운동을 시작하는 것이 좋습니다.

이 작은 책이 이 나라 모든 중노년들의 건강을 지켜 나가는 데 도움이 될 수 있기를 바라며, 이 나라의 모든 중노년들이 행복한 노후를 맞으실 수 있기를 간절히 바랍니다.

2013년 6월

목 차

Chapter Ⅲ 60세부터 단련하는 부위별 근육 운동법

[시작하며]

근력 저하가 노화를 가속시킨다

노화는 근육과 밀접한 관계가 있다

아직 마음은 청춘인데 마음과 달리 쇠약해진 체력을 느끼며 '나도 늙었구나!' 라고 생각할 때가 있을 것입니다.

언제 그런 생각이 드십니까?

제가 진료를 담당하고 있는 환자들에게 어느 때 자신이 늙었다는 느낌이 드는가를 물었더니 다양한 대답을 하였습니다.

"몸을 움직이기 귀찮을 때."

"무릎이 아파 걷기 힘들 때."

"팔을 올리는 즉시 몸이 나른해질 때."

"근육통이 예전처럼 빨리 낫지 않고 오래 갈 때."

"열심히 계단을 오르고 있는데 빠르게 옆을 지나가는 젊은이를 볼 때."

"나지막한 언덕도 쉬엄쉬엄 올라가야 할 때."

"팔 굽혀 펴기를 두 번도 못했을 때."

50대가 되어서도 '아직은 그래도 괜찮다'고 생각하고 있었는데 어느 날 문득 몸이 쇠약해진 것을 느끼고 놀랐다든지, 실제 나이보다 체력적인 연령이 훨씬 높게 나와 실망했다는 얘기도 자주 듣게 됩니다.

우리는 일상적으로 '체력이 떨어졌다' '체력에 자신이 없다'는 말을 자주 합니다. '체력(體力)'이란 무엇을 말하는 것일까요? 체력이란 전문적인 용어로 쓸 때는 근력, 민첩성, 균형성, 지구력, 유연성 등의 요소가 포함된 뜻으로 사용하는데, 여기에 온도조절 능력과 면역력, 적응력 등을 포함한 뜻으로 사용하기도 합니다.

따라서 '나이가 들면 체력이 저하된다.'고 느끼는 것은 앞에서 얘기한 것처럼 개개인이 느끼는 '능력의 저하'를 의미하지만, 임상 현장에서 체험적으로 느끼는 바에 의하면 '근력의 저하가 노화를 진행시킨다.'는 것입니다.

근육량이 감소하면 생명유지 능력이 저하된다

근력은 그 사람의 체질이나 생활환경, 업종 등에 따라 개인적인 차이가 있습니다. 그러나 나이에 따른 변화에는 공통된 요소들이 있습니다.

골격을 움직이는 근육인 골격근을 예로 들자면, 일반적으로 30대에 피크를 보이고 그 후로 하락 일로를 걷다가, 80대에는 30대 시절의 근육 양의 반 정도로 줄어듭니다.

여기서 의외로 많은 사람들이 모르는 것이 있습니다. 그것은 뭐냐? 우리 몸의 근육량이 30대에서 50대까지는 서서히 줄어듭니다. 그런데 50대 어느 순간 급격히 줄어드는 시기가 있습니다. 그 때 근력이 한꺼번에 떨어지게 됩니다. 거기에다 '나잇살'이 겹치게 되면 가뜩이나 근력이 약해진 몸에 무거운 옷을 걸친 듯한 상태가 되어 버립니다. 그렇게 되면 몸을 움직이는 것이 귀찮은 것은 당연할 것입니다.

그런 상태에서 운동마저 하지 않는다면 근력은 저하되고 체중은 불어나서 몸을 움직이는 것이 귀찮게 되고, 그런 상태에서 다시 운동량이 감소하게 되면 근력 저하→운동량 감소→근력 저하→운동량 감소라는 부정적인 사이클이 만들어지게 되는 것입니다. 여기서 조심해야 할 것은 이런 사이클에 빠지면 근육의 감소뿐만 아니라 외형적인 나이, 즉 노화의 속도도 빠르게 진행된다는 것입니다.

인간은 동물과 같은 과이기 때문에 몸을 움직이는 것이 생명 유지의 기본 기능입니다. 몸을 움직일 때는 근육을 사용하는데, 그 근육이 약해지면 움직임이 둔해져 생명을 유지하는 능력도 저하됩니다. 이처럼 근육은 동물의 생명 유지에 매우 중요한 역할을 하고 있는 것입니다.

비만 체질을 가진 사람은 지방 축적도 문제지만 대사증후군이 발생할 소지도 큽니다. 그렇게 되면 어떤 문제가 생길까요? 몸을 움직이지 않고 맛있는 음식을 즐기는 사이에 몸이 불어나고, 그렇게 되면 근력이 저하되고 생활유지 능력도 떨어지는 문제가 생기게 됩니다.

백세까지 걸을 근육을 만드는 운동법이 있다

근육을 만들기 위해서는 운동이 필요하다는 것쯤은 누구나 알고 있을 것입니다. 그러나 중장년층에 접어들면서 그만큼 육체노동을 하는 것도 아니고, 일상생활에 지장을 줄 정도로 근력이 떨어지는 것도 아니기 때문에 근육의 필요성을 느끼지 못하게 됩니다.

하지만 근력 저하, 즉 근육량의 감소는 50대, 60대, 70대 고령이 될수록 요통이나 무릎 통증, 내장 기능과 대사기능의 저하 등의 결과를 가져와 노쇠 등 '삶의 질(QOL)'에 큰 영향을 주기 시작합니다.

그런데 의료계에서는 그에 대하여 명확한 설명을 하지 않고 있습니다. 중장년 연령대에 노화 방지나 건강 유지를 위해 '근육량을 늘리는' 운동 지도는 거의 하고 있지 않는 상황입니다. '근육량 늘리기'라는 분야는 의사가 행하는 진료의 범주에 들지 않는다고 하면 그만인 것입니다.

이 책에서는 30대를 경계로 하향기에 접어드는 중년의 몸에서 근육이 어떤 역할을 하는지에 대해 알기 쉽게 설명하고 있습니다. 아울러 스포츠나 취미활동, 노동을 위해 근육을 단련하는 것이 아닌, 그야말로 백세까지 걸을 수 있는 몸을 만들기 위해 50대, 60대, 70대에도 무리가 가지 않게 근육을 단련할 수 있는 운동법을 소개하고 있습니다.

여기에 소개한 내용은 노쇠하지 않고, 그야말로 죽을 때까지 누워 있지 않고 걸을 수 있는 근육을 만드는 방법입니다. 이 운동법은 하루에 10분씩만 해도 운동 효과를 충분히 볼 수 있습니다.

이 운동은
첫째, 간단하게 할 수 있고,
둘째, 언제라도 할 수 있고,
셋째, 좁은 장소에서도 할 수 있다는 장점을 가지고 있습니다.

책을 보고 아무거나 선택해서 일단 시작해 보십시오. 그 동작을 지속적으로 반복하다 보면 두 번째 세 번째 것을 몸이 자연스럽게 요구하게 되어 있습니다. 그 상태에서 점점 자신의 몸에 맞는 운동을 생활 속에서 하시면 됩니다. 틀림없이 누구에게도 의지하지 않고 건강한 몸을 유지할 수 있을 것입니다.

히로시 슈토(周東 寛)

Chapter 1

근력 저하가 노화를 가속시킨다.

근력 저하, 지방 증가, 영양 누출이 노화의 3대 요인

60세를 넘기게 되면 마음은 젊은이 못지않은데 몸은 예전같이 민첩하지 못하다. 자기도 모르는 사이에 생체조직이 탄력을 잃고 아랫배와 다리에 군살이 붙어 볼품이 없어진다. 그런 자신의 모습을 보며 세월의 덧없음을 느끼게 된다.

이때 쯤 되면 생활에 자신이 없어지고, 외모뿐 아니라 건강도 신경이 쓰이게 된다. 흔히 말하는 '나잇살'을 의식하게 되는 것이다.

진료차 내원하는 환자들 중에는 '나잇살' 때문에 고민하는 사람들이 많이 있다. 그들이 나잇살을 느끼는 현상에 대하여 들어보면 대체로 다음과 같다.

첫째, 많이 먹지 않는데 살이 찐다.

둘째, 생활습관이 변하지 않았는데도 살이 찐다.

셋째, 생활습관에 신경을 썼지만 하체에 살이 찐다.

그러나 여기에는 본인들이 모르고 있는 문제점이 있다는 것을 알아 둘 필요가 있다.

첫째로, '많이 먹지 않는데 살이 찐다.'고 하는 경우인데, 과연 그럴까? 먹는 양은 늘지 않았는데 살이 찐다는 것은 의학적으로 납득하기 어렵다. 그럴 일은 없는 것이다.

자기 식습관을 관찰해 보면 알겠지만, 자신도 모르는 사이에 예전과 다른 식생활을 하고 있을 것이다. 젊은 시절보다 먹는 양은 줄어들지만 질에 있어서 차이가 있는 것이다. 예를 들면, 외식할 때 가격이 조금 높더라도 맛이 있는 메뉴를 선택한다든지 하는 것이다.

비싼 음식에는 당질이나 염분, 기름 같은 것들이 많이 들어 있다. 뿐만 아니라 술 같은 조미료를 의외로 많이 사용한다. 그렇기 때문에 먹는 양이 증가하지 않는데도 살이 찌는 현상이 나타나게 되는 것이다.

둘째로, '섭취하는 칼로리에 신경을 쓰고 있으니 괜찮다.'고 생각하는 경우이다. 여기에도 함정이 있다. 섭취하는 칼로리는 증가하지 않아도 소비하는 칼로리가 더 줄어들 경우 남아도는 열량은 체내에 지방으로 축적되는 것이다. '먹는 양이 증가하지 않는데 살이 찐다.' 고 느끼는 것은 바로 이런 현상인 것이다.

'이거 안 되겠다' 싶어 다이어트를 해 보지만 젊은 시절 같지 않고, 거부 반응과 요요현상이 심해진다. 다이어트를 하면 지방이 줄어든다. 그러나 그와 함께 근육도 감소하게 된다. 이 상태에서 다시 요요현상이 일어나면, 즉 살이 찌게 되면 지방만 다시 증가하고 근육은 줄어든 상태로 있게 되는 것이다.

그렇게 다이어트와 요요현상을 반복하게 되면 지방으로 인해 살이 찔 뿐 아니라 몸을 지탱하는 근력이 약해져 노화현상이 가속화 된다.

'생활습관은 변하지 않는데 살이 찐다.'는 경우, 말은 그렇게 하지만 실제 생활을 들여다보면 그렇지 않은 경우가 많다. 혹시 걷는 거리가 줄어들지는 않았는지, 걷는 속도가 예전에 비해 느려지지 않았는지, 근육을 사용할 기회가 줄어들지는 않았는지 관찰해 볼 필요가 있다.

계단 이용을 피하고 에스컬레이터나 엘리베이터를 탄다거나, 두

세 정거장밖에 안 되는 가까운 거리도 지하철이나 버스를 타고 다니고, 그마저도 서서 가지 않고 앉을 자리를 찾지는 않는지 돌아볼 필요가 있다.

이런 일상에서 소소하다고 느껴지는 일들이 반복적으로 쌓이게 되면 운동량이 상당히 줄어들게 되고, 그런 일상임을 알게 되었을 때는 이미 근육량과 기초대사량이 급격하게 떨어지고 있는 상태가 되는 것이다.

세 번째, '언제나 신경 쓰고 있었는데 배나 하반신에 살이 붙는다.'는 경우는 특히 여성들에게 많이 있는 경우이다. 주로 여성들이 이런 예로 고민하는 것은 여성의 몸이 하반신에 지방이 모이기 쉽고, 이 지방을 연소하기는 힘든 특징을 가지고 있기 때문이다.

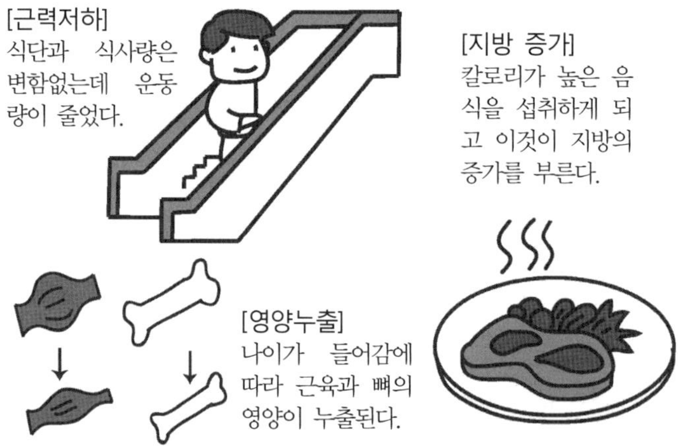

[노화를 가속시키는 3대 요인]

특히 갱년기가 시작되면 여성 호르몬인 에스트로겐 분비량의 감소에 따라 만복(滿腹)중추 자극 기능이 떨어져 먹어도 포만감을 얻지 못하게 되고, 그렇게 되니 음식에 대한 유혹을 쉽게 떨쳐버리지 못하게 된다. 거기에다 폐경으로 인한 스트레스까지 겹치면 평소 생각하는 기준보다 훨씬 높은 양의 과식을 하기 쉽다.

지방량이 증가해 뚱뚱해지면 몸 움직이는 것이 귀찮아지고, 심리상태 도 다운되어 움직이고 싶은 마음이 없어지게 된다. 그렇게 되니 가능한 한 최소의 활동으로 해결하려고 하게 된다.

그런 생활을 계속하게 되면 당연히 근력이 저하되고, 하반신에 지방이 축적되고, 운동량은 다시 줄어들고, 이런 악순환에 의해 점점 더 뚱뚱해지는 것이다. 이런 부정적인 사이클에 빠지게 되면 노화가 급속히 진행되는 것이다.

따라서 노화의 판단 지표가 되는 근력 저하, 영양 누출, 지방량 증가, 이 세 가지를 개선하는 것이야말로 노화 방지의 기본 방책이 되는 것이다.

다년간의 임상 체험을 바탕으로 판단하건대 이 세 가지 중에서도 특히 근력이 저하되지 않도록 하는 것이 노화 방지의 가장 기초적인 방책이다. 따라서 가능한 한 일찍 근력운동을 시작하는 것이 효과적이라고 본다.

'세월을 이길 수 없다'는 말은 근육에게는 맞지 않다

일반적으로 노화에 의한 근육량 감소는 체중을 지탱해 주는 항중력근(抗重力筋)에서 주로 일어난다. 나이가 들수록 몸이 구부정하게 되는 것은 뼈가 쇠약해지는 것과 항중력근이 쇠약해지는 것이 원인이다.

'노화는 팔 다리에서부터 시작된다.'는 말이 있다. 항중력근 중에서도 특히 노화에 따라 근육량의 감소가 눈에 띄게 나타나는 곳이 대퇴부 전면의 근육군인 신근군(伸筋群)이다. 이 근육이 약해지면 노인들의 자세 변화와 보행 능력의 저하, 넘어지거나 엎어짐으로 인한 골절 등으로 이어진다.

항중력근만큼은 아니지만 다른 부위에서 일어나는 근육량의 감소도 신체의 다른 기능 저하에 영향을 미친다. 내장 기능의 저하, 기초대사의 저하, 혈류의 악화, 무릎 통증, 요통, 어깨 결림, 현기증, 후두부의 두통, 손 저림 등등에 영향을 미치는 것이다.

나이가 들기 시작하면 나타나는 몸의 변화는 근육량의 감소와 관련이 있는 경우가 대부분이다. 예를 들어 나이가 듦에 따라 얼굴의 주름살이 깊어지는 것은 얼굴 근육량의 감소와 관련이 있다. 얼굴 전체의 군살과 턱이나 목의 처진 피부도 근육량의 감소에 영향을 받기 때문이다. 따라서 근육량의 감소를 억제하면 노화에 의한 신체의 변화를 상당히 막을 수 있는 것이다.

몸에 맞는 운동을 하면 근육량은 나이와 상관없이 늘릴 수 있다

나이를 먹으면 근력이 저하되는 것이 당연하다고 생각하는 사람들이 의외로 많다. 하지만 그건 그렇지 않다.

먼저 근육량과 근력의 관계를 보면, 근육의 단위 단면적당 근력은 연령에 관계없이 거의 일치한다. 그렇기 때문에 50대, 60대도 30대와 근육의 양이 같다면 같은 근력을 발휘할 수 있는 것이다. 나이가 들어 근력이 떨어졌다고 느끼는 것은 그만큼 근육량이 감소했다는 것이다. 근육량의 감소와 근력의 저하는 비례한다는 것이 정설이다.

그러나 다행인 것은 근육량은 나이와 상관없이 자신의 몸에 맞는 운동을 하면 늘릴 수 있다는 것이다. 근육량이 증가하면 근력이 향상되고, 근력이 향상되면 몸이 가벼워지고 의욕도 넘치게 되어 활동적인 생활을 할 수 있게 된다.

운동량의 증가는 근육의 사용량을 증가시키고, 근육의 사용량이 늘게 되면 근육은 점점 발달하게 되고, 근육이 발달하게 되면 근력이 늘어나고, 근력이 늘어나게 되면 활동량이 증가하는 긍정적인 사이클이 만들어진다.

사실 근육량을 늘리게 되면 근력 상승 외에도 또 다른 몸에 좋은 효과를 가져오게 된다. 즉 근육은 신진대사를 활발하게 하는 작용, 몸속의 노폐물을 처리 배출시켜 세포가 깨끗하게 하는 작용을 하기 때문에 근육량을 늘리면 몸이 젊어지는 것이다.

나이를 먹을수록 운동이 중요하다

젊은 시절에는 운동량이 많지 않아도 근육이 줄어들지 않는다. 그렇지만 30대를 고비로 근육량의 감소기에 접어들면서 운동량의 감소는 그대로 근육량의 감소로 연결된다. 거기에다 몸을 움직이지 않는 만큼 열량 소비가 줄어들고, 근육량이 줄어들면 신진대사도 떨어지기 때문에 체내에 지방이 축적되는 것이다.

진료를 하다 보면 많은 사람들이 이런 사실을 알지 못하고 있어 놀라곤 한다. 그래서 내원하는 환자들에게 반드시 운동을 하라고 당부하곤 한다. 중년이 되게 되면 평소에 운동에 관심을 가지고 열심히 하는 것이 매우 중요하다.

그렇지만 젊었을 때를 생각하고 갑자기 무리하게 하는 것은 바람직하지 않다. 너무 갑자기 무리하다 보면 부상의 위험이 높아지기 때문이다. 무리하다 다쳐 몸을 움직일 수 없게 되면 근육량이 감소하게 되고, 그렇게 되면 회복도 어렵게 되어 단 한 번의 부상으로 근육량이 급격히 줄어드는 수가 있다.

중년이 되면 체력이나 근육이 격렬한 운동을 하기에는 부적당한 상태가 된다. 중년기의 근육 단련에는 '가볍고 편하게 할 수 있는 운동을 최대한 많이 하는 것'이 효과적이다. 그렇게만 해도 충분히 노화를 예방하고 백세까지 걸을 수 있는 근력을 만들 수 있는 것이다.

60세부터는 근육에 부담이 적게 가는 운동이 적합하다

환자에게 운동을 하라고 권하면 “이 나이가 되면 운동이 쉽지 않아요.”라고 말한다. 사람들은 보통 ‘운동’이라고 하면 격한 스포츠를 연상하는 것 같다. ‘젊은 시절에는 달리기도 잘했고, 테니스와 농구도 잘했는데 이제는 그런 운동을 할 자신은 없고, 그렇다고 골프나 산책 정도의 운동으로는 근육이 단련될 것 같지 않으니 쉽지 않은 문제다.’는 식으로 생각하는 것이다.

중년기의 근육 단련은 거실 등에서 쉽게 할 수 있는 가벼운 운동만으로도 충분하다. 그런 가벼운 운동만으로도 근육의 양을 증가시킬 수 있으며, 골밀도도 증가시킬 수 있다.

그런가 하면 가벼운 운동만으로도 성장 호르몬의 분비를 활성화할 수 있는 것으로 알려져 있다. 성장 호르몬은 성장을 촉진할 뿐 아니라 신진대사가 원활해지도록 제어하는 작용을 하는데, 중년이 될수록 대사 컨트롤 작용이 중요하므로 성장 호르몬이 필요하다. 성장 호르몬이 잘 분비되게 되면 젊음을 유지할 수 있게 된다.

성장 호르몬의 감소가 노화와 관련된 것으로 알려져 있다. 중년기의 운동량의 감소는 이 성장 호르몬의 감소를 가속시키는데, 그렇게 되면 노화가 빨리 진행되게 된다.

나이가 들수록 운동량 감소→근육량과 성장 호르몬의 감소→노화 가속→운동량 감소의 사이클이 만들어지지 않도록 신경 써야 한다. 운동을 해야겠다고 생각만 하고 아무것도 하지 않은 채 하루하루

지나다 보면 이런 부정적인 사이클에 빠져 버리게 된다.

중장년기의 근육량은 매일 가벼운 운동을 하는 것만으로도 충분히 유지할 수 있다. 꾸준히 운동을 했느냐 하지 않았느냐에 따라 그 차이가 나타난다. 특히 근육량이 급격히 떨어지는 50대 이후에 그 차이가 뚜렷이 나타나게 된다. 따라서 흔히 생각하는 테니스나 헬스 같은 운동만 생각할 것이 아니라 간단하고 가벼운 운동이라도 바로 시작하는 것이 가장 중요하다.

진료실에서 탄생한 근육에 좋은 운동법

진료를 하다 보면 환자들로부터 "건강하게 살다가 아프지 않고 죽고 싶다."는 말을 듣게 된다. 그런데 일본인의 노쇠 비율은 계속 높아지고 있다. 일본을 예로 들자면 65세 이상의 경우 3년 이상 노쇠 상태가 지속된 비율이 무려 50퍼센트에 가깝다. 이 수치는 10년 이상 된 것이므로, 지금은 더 높아졌을 것이다.

노쇠하지 않고 죽기 직전까지 자유롭게 걸을 수 있다면 얼마나 행복할까! 삶을 유지하는 동안 건강하게 살 수 있는 방법은 없을까? 확실한 방법이 있다. 그것은 몸을 움직이는 것이다. 즉 자신의 몸 상태에 맞는 운동을 일상에서 꾸준히 실천함으로써 근력의 저하를 방지하면 되는 것이다.

원래 인간은 '동물(動物)', 즉 움직이는 존재인 것이다.

앞에서 언급했지만, 몸을 움직이기 위한 가장 기본적인 운동은 '걷기' 이다. 근육을 단련하는 운동의 기본도 '걷기' 이다.

나는 30년 전부터 의학적으로 볼 때 걷는 것이 건강에 매우 효과적이라고 역설해 왔다. 그러나 그 당시는 지금처럼 걷기의 중요성이 인식되어 있지 않았기 때문에 받아들이는 사람이 많지 않았지만, 지금은 상황이 다르다. 걷는 것이 건강에 좋다는 인식이 보편화 되어 걷는 사람이 계속 늘고 있다. 학계 연구 분야에서도 65세 이상 고령자의 생존율이 보행 속도와 밀접한 상관관계가 있다는 것이 잘 알려져 있다.

걷는 방법은 걷는 속도에 따라 '완보(느리게 걷기)' 와 '평보(평상시 걸음으로 걷기)', 그리고 '속보(빠르게 걷기)' 의 세 가지로 분류할 수 있다.

'완보(緩步)' 는 천천히 이야기하면서 걷는 정도의 걸음걸이로 1분당 60미터 정도 가는 속도이다. 이 걷기는 뇌기능을 활발하게 하는데 적합한 것으로 알려져 있다.

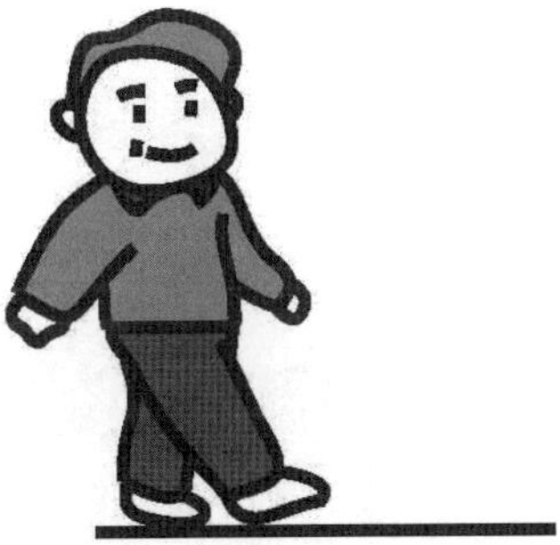

완보(천천히 걷기)
이야기하면서 걷는 속도
1분당 60미터

'평보(平步)'는 출퇴근 시 평지를 걷는 정도의 걸음걸이로 1분당 70~75미터를 가는 속도이다. 이 걷기는 많은 사람들에게 가장 편안한 걸음걸이라고 알려져 있다.

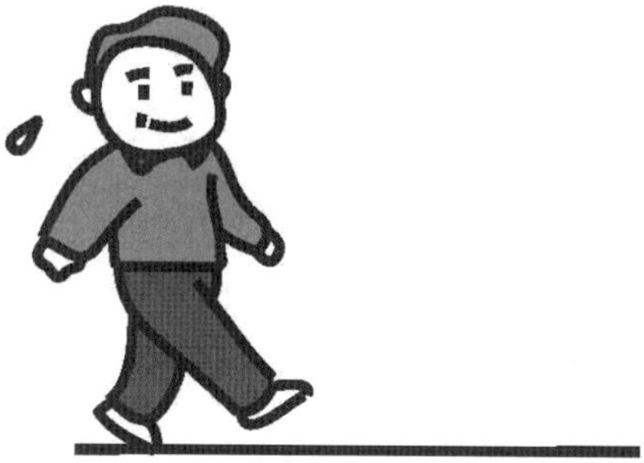

평보(보통 걷기)
평지를 걷는 속도
1분당 70~75미터

'속보(速步)'는 보폭을 넓게 하여 바람을 가르듯이 빠르게 걷는 방법으로 1분당 90미터 정도의 속도이다. 이 걷기는 다리뿐 아니라 팔도 크게 흔들며 걷는 방식이기 때문에 몸 전체의 근육이 단련되는 효과가 있다. 따라서 건강 증진에 가장 적합한 걸음걸이다.

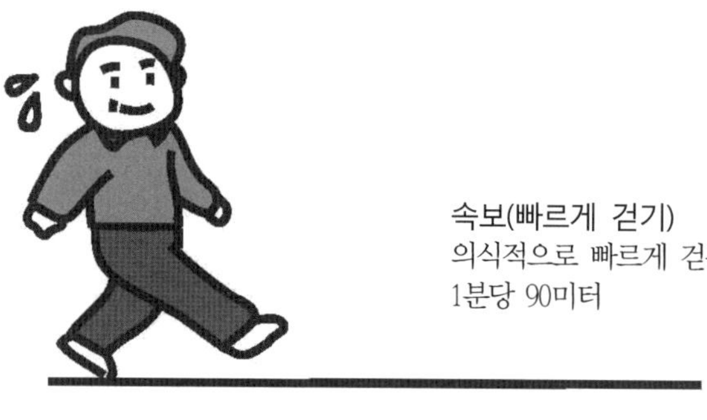

속보(빠르게 걷기)
의식적으로 빠르게 걷는 속도
1분당 90미터

중년기에는 걷기 운동과 더불어 근육 단련에 좋은 운동을 함께 하면 더욱 효과적이다.

일반적으로 근육 단련이라 하면 '몸짱 만들기' 라든지 스포츠를 위한 몸 만들기 같은 이미지가 떠오르고, 거기에 맞는 훈련법을 소개한 책도 많이 나와 있다. 그러나 중년기의 근육에 대한 중요성과 근육 단련법에 대한 정보는 거의 눈에 띄지 않는다.

이 책에서는 근육 단련에 대해 알기 쉽게 설명하고, 특히 근육량이 급감하는 50대부터 시작해 60대, 70대, 80대까지 계속 할 수 있는 근육에 좋은 운동법을 구체적으로 소개하고자 한다. 여기에 소개하는 내용은 모두 직접 의료 현장에서 '근육요법' 으로 실천 지도하여 그 효과를 확인한 것들이다.

Chapter Ⅱ

베일에 가려진 60세 이후의 근육

근육에는 세 가지 유형이 있다

'근육'은 신체의 각 부분을 움직이는 작용을 하는 섬유조직을 말하는데, 보편적으로 근육 하면 골격 근육을 칭하는 것으로 이해한다.

근육은 크게 나누어 보면 골격근(骨格筋)과 평활근(平滑筋), 심근(心筋)의 세 가지로 되어 있다.

골격근은 주로 관절을 움직여 몸을 움직이는 근육으로, 자신의 의지로 움직일 수 있다 해서 '수의근(隨意筋)'이라고 한다.

평활근은 주로 내장에 깔려 있는데, 자신의 의지와는 상관없이 계속 움직이며 일하는 근육이라 해서 '불수의근(不隨意筋)'이라고 한다.

심근은 심장을 움직이기 위한 근육으로 심장근이라고도 하는데, 이 근육도 평활근과 마찬가지로 '불수의근'이다.

그럼 먼저 골격근(骨格筋)에 대해 알아보자.

골격근은 대부분 관절을 통해 연결되어 있는 뼈들의 양 끝, 또는 하나 이상의 뼈를 지나 다른 뼈 끝에 힘줄 형태로 붙어 있으면서 중앙부의 두꺼운 근육의 수축운동을 통해 골격을 움직이는 역할을 한다.

이 골격근은 수축력 있는 가늘고 긴 근육섬유(근육세포)들을 묶은 것으로, 현미경으로 보면 가로 줄무늬 모양으로 되어 있기 때문에 '횡문근'이라고도 한다.

골격근은 관절의 역할에 따라 크게 굴근(屈筋)과 신근(伸筋)으로 나뉜다. '굴근'은 관절을 구부리는 쪽에 있으며, 근육의 수축운동을 통해 관절을 구부리는 작용을 한다. '신근'은 신장근이라고도 하는데 굴근의 반대쪽에 붙어 관절을 펴는 작용을 하며, 이때도 역시 근육의 수축을 통해서 펴는 작용을 한다.

팔꿈치관절은 어깨 관절과 연결되어 있으며, 이두근과 삼두근으로 되어 있는데, 이두근은 팔꿈치를 구부리는 일을 하고, 삼두근은 팔꿈치를 펴는 일을 한다.

골격근은 사람의 의지로 움직일 수 있는 수의근이기 때문에 평소 몸을 움직여 골격근을 강화하는 것이 좋다. 운동하려는 의지가 작동하게 되면 골격근이 움직이는 기회가 늘어나게 되어 근력의 유지, 강화에 도움이 된다. 골격근은 우리의 의식에 따라 강해지기도 하고 약해지기도 하는 근육인 것이다.

사실 골격 근육이 성장 유지되는 데는 호르몬과 관계가 있는데, 그 중에도 성장 호르몬과 테스토스테론이라는 호르몬이 중요하다.

성장 호르몬은 뇌하수체 전엽에서 분비되며, 성장에 관련된 기능을 한다. 그리고 테스토스테론은 남성 호르몬의 일종으로 어린 시절에는 골격 근육의 성장을 촉진하고, 성인이 되고 나서는 그 키를 유지하는 기능을 담당한다.

다음은 평활근(平滑筋)에 대해 알아보자.

이 근육은 의지에 따라 움직일 수 없는 불수의근이기 때문에 우리가 그 움직임을 전혀 의식하지 못하는 근육이다. 평활근은 우리의 의지와 상관없이 움직이므로 내버려 두어도 밤이든 낮이든 마다하지 않고 일을 한다. 예를 들어, 동맥의 혈관 벽을 이루고 있는 평활근은 수축과 이완을 반복하면서 혈액을 옮겨 주고 있으며, 장(臟)의 벽을 이루고 있는 평활근은 연동운동을 통해 음식이나 변을 나르는 역할을 하고 있다.

마지막으로 심근(心筋)에 대해 알아보자.

심근은 심장을 형성하고 있는 근육으로 심장근이라고도 한다. 특이한 것은 골격근의 근육 세포가 다핵세포인 반면, 심근은 단핵세포로 되어 있다.

이 세 가지 근육 중 우리가 의식하고 단련할 수 있는 근육은 수의근인 골격근이다. 평활근과 심근은 불수의근이기 때문에 단련하고

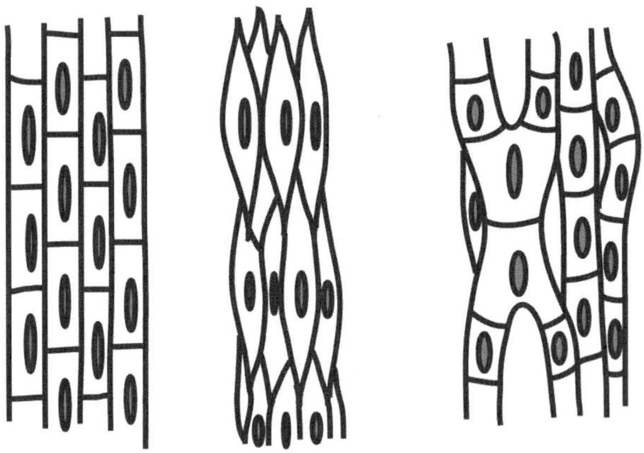

[근육의 종류]

싶어도 단련할 수가 없다. 그러나 골격 근육을 단련하게 되면 불수의근이 제대로 기능하기 쉽도록 체내 환경을 만들어 주기 때문에 골격근을 단련하게 되면 평활근과 심근도 그 영향을 받게 된다.

체내에 존재하는 여분의 당분과 지방은 내장이나 심장의 불수의근에 축적되어 그 기능을 저하시키고, 그것이 내장질환이나 심장질환으로 이어진다. 그런데 운동을 통해 골격근을 단련하게 되면 그 순간 불필요한 당분과 지방을 연소시키게 되므로 신진대사가 잘 이루어지게 되어 근육을 포함한 신체조직에 지방이 과도하게 축적되는 것을 방지할 수 있는 것이다.

나이가 들어서도 걸을 수 있는 몸 상태를 유지하고 싶다면 50대, 60대, 70대 각 연령대별로 그때그때 몸에 맞는 운동을 해 주는 것이 중요하다. 그것이 건강한 삶을 영위할 수 있는 지름길인 것이다.

근육섬유를 굵게 하면 근육량이 증가한다

지금까지 '근육량 늘리기' '근력 높이기' 같은 표현을 많이 사용했는데, 이 말들은 곧 근육을 구성하는 근육섬유를 굵게 한다는 뜻이다.

근육섬유의 수는 태어날 때부터 죽을 때까지 그 수가 늘거나 줄지 않는다. 변하지 않는 것이다. 근육의 양은 근육섬유 자체의 크기에 따라 결정된다. 근육섬유가 굵게 되면 근육량이 크게 되고, 얇아지면 근육량이 감소한다. 운동을 통해서 근육의 양을 늘리는 것은 이 근육섬유를 굵게 하는 것이다.

그렇다면 운동을 하면 어떤 형태로 근육섬유가 굵어지는 것일까? 운동을 하게 되면 근육이 신축을 반복하게 되는데, 이때 근육에 걸리는 힘에 의해 근육섬유가 끊어지게 되고 그것이 시간이 지나게 되면 다시 붙는다. 바로 이 과정을 통해 근육이 굵어지게 되는 것이다.

그런데 근섬유가 끊어지는 데는 뼈가 부러지듯 근육섬유 다발이 한 번에 끊어지는 것이 아니라 몇 개 정도가 끊어지게 되며, 그 끊어진 근육섬유 다발이 다시 연결되는 데 2시간에서 48시간 정도 걸린다고 한다.

이런 반복적인 과정에서 근육섬유는 다시 끊어지지 않기 위해 더 두꺼워지게 되는데, 이를 근육이 불어났다고 하는 것이다. 우리가 운동을 할 때 우리 몸에서는 이런 일이 반복적으로 일어나는 것이다.

예를 들어, 보디빌더는 거의 매일같이 근육 트레이닝을 반복적으로 한다. 그런데 이런 보디빌더들도 전신을 한꺼번에 단련하는 것이 아니라, 몸을 여러 부분으로 나누어 순차적으로 단련한다. 즉 각 부위별로 운동량을 정해 놓고 밸런스를 맞춰 가면서 그 부위를 집중적으로 단련하는 것이다.

그러나 중년기 노화방지를 위한 근육단련에는 보디빌더와 같은 어려운 운동은 필요하지 않다. 단시간에 간편하게 실내에서 할 수 있는 운동으로도 충분한 효과를 기대할 수 있다. 지금까지 거의 운동하는 습관이 없었던 사람도 몇 개월만 지나면 몰라보게 근육이 붙을 것이다.

이는 근육의 성질을 살펴보면 더 잘 알 수 있을 것이다.

백색 근육(速筋)과 적색 근육(遲筋)의 차이

사실 근육을 구성하고 있는 근육섬유에는 두 가지가 있다. 빠르게 수축함으로써 강한 힘을 낼 수 있지만 빨리 지치기 쉬운 백색 섬유(白筋, 速筋)와 느리게 수축함으로써 강한 힘을 낼 수는 없지만 쉽게 지치지 않는 적색 섬유(赤筋, 遲筋)이 그것이다.

넓은 바다에 사는 가다랑어와 참치의 살이 빨간색인데 그것은 지속적인 운동에 적합한 적색 근육이 많기 때문이다.

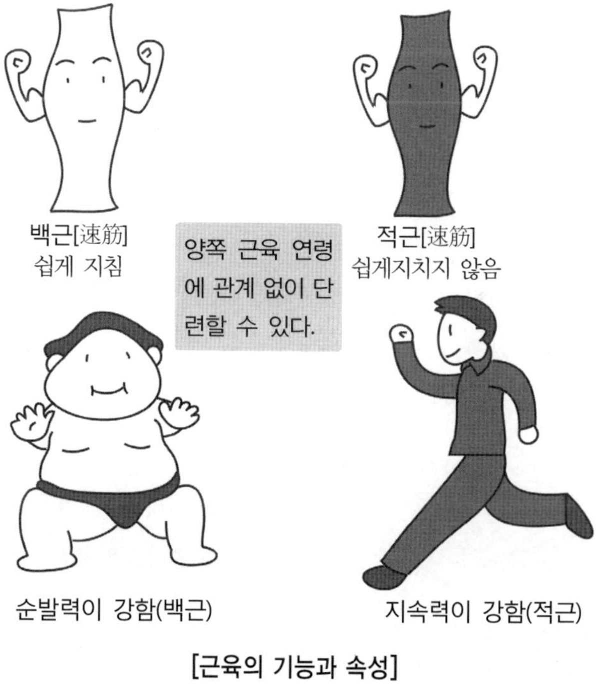
백근[速筋]
쉽게 지침
적근[速筋]
쉽게지치지 않음
양쪽 근육 연령에 관계 없이 단련할 수 있다.
순발력이 강함(백근)
지속력이 강함(적근)

[근육의 기능과 속성]

새의 경우를 보면, 먼 거리를 날아야 하는 까마귀 같은 새의 가슴 근육은 적색 근육의 비율이 높지만, 하늘을 날 수 없는 닭의 가슴 근육은 백색 근육의 비율이 높다. 닭의 가슴 근육이 '닭가슴살'로 팔리고 있는 것을 보면 잘 알 수 있다.

육상선수를 보면 단거리 선수는 백색 근육이 많고, 마라톤 등 장거리 주자는 적색 근육이 많다. 그럼 스모 선수는 어떨까? 평소 스모 선수들의 움직임을 보면 장시간 힘을 많이 쓰기 때문에 적색 근육이 많을 것처럼 보이지만 실제로는 백색 근육이 많다. 스모는 짧은 시간에 승부를 보아야 하는 운동이기 때문에 스모 선수들은 백색 근육이 필요한 것이다.

우리 몸속에서는 호흡을 하기 위해 폐를 움직이거나 뼈를 지탱하고 자세를 유지하는 등 생명 유지에 관련된 임무를 하는 근육 중에는 적색 근육이 많다.

적색 근육에는 모세혈관이 많고 산소가 많이 공급되기 때문에 포도당을 연소시켜 에너지로 바꾸는 힘이 강하다. 적색 근육이 증가하면 기초대사가 증가한다고 하는 것도 그 때문이다.

한편 수축 속도가 빠르고 신속하게 큰 힘을 발휘하는 백색 근육은 인간의 몸 표면 근처에 많으며 기침이나 재채기를 할 때, 또는 순간 민첩하게 피하거나 도망갈 때 사용된다. 또 달리기나 점프, 무거운 물건을 들어 올리는 등 단시간에 집중적으로 힘을 사용하는 경우에 자주 사용된다.

이 두 종류의 근육과 노화와의 관계를 보면, 연령에 따른 변화에 차이가 있다. 나이를 먹을수록 더 감소하기 쉬운 근육은 백색 근육이다. 나이가 들수록 순발력이나 민첩성이 떨어지는 것도 그 때문이다.

하지만 고맙게도 백색 근육, 적색 근육 모두 운동을 하면 나이에 관계없이 그 근육량을 늘리는 것이 가능하다. 다만 여기서 중요한 것은 두 종류의 근육을 균형 있게 단련하는 운동을 하는 것이다.

[[칼 럼]]

백색 근육과 적색 근육은 에너지를 얻는 방법이 다르다

지근(遲筋)인 적색 근육이 빨간색인 것은 진한 빨간색을 띤 미오글로빈이 산소와 결합하기 쉬운 효소를 많이 포함하고 있기 때문이며, 백색 근육이 하얗게 보이는 것은 이 미오글로빈이 거의 포함되어 있지 않기 때문이다.

적색 근육과 백색 근육 모두 '생체 에너지 통화'라고 불리는 ATP(아데노신 3 인산)이라는 물질이 분해되어 발생하는 에너지를 사용하여 수축한다. 적색, 백색 근육을 움직이는 데는 근육 내부에 ATP를 충분히 보충시켜 놓는 것이 필요하다.

ATP가 늘어나면 ATP로부터 생성되는 사이클릭 AMP도 증가해서 세포를 활성화시킨다.

ATP를 만드는 방법은 적색 근육과 백색 근육이 다르다.

미오글로빈을 풍부하게 함유하고 있는 적색 근육은 호흡을 통해 얻는 산소를 사용하여 긴 시간 동안 ATP를 합성할 수 있으며, 그 ATP에 의해 에너지를 유지하여 장시간 수축을 계속할 수 있다.

한편 미오글로빈을 거의 포함하지 않는 백색 근육에서는 ATP를 만드는 데 중요한 역할을 하고 있는 것이 크레아틴 인산이라는 에너지 저장 물질이다. 이 물질은 무산소 상태에서도 빠르게 ATP를 만들 수가 있으며, 그 덕분에 전속력으로 달릴 때 거의 호흡을 멈추고 달려도 근육을 움직일 수 있다.

그러나 이는 짧은 시간에 한정된 것이고, 그 후에는 백색 근육도 ATP를 만들고 유지하기 위해 당을 분해해야 된다. 그 과정에서 유산이 발생하기 때문에 근육이 굳어 움직임이 둔해지고 피로를 느끼게 되는 것이다.

근육을 강하게 하려면 적당한 부하가 필요하다

백색 근육과 적색 근육의 노화에 의한 근육량 감소치를 비교해 보면 적색 근육보다 백색 근육이 빠르게 감소되는 것을 알 수 있다. 운동량의 감소 관계에서 보면 지근인 적색 근육의 근육섬유가 먼저 가늘어지고, 그 다음에 속근인 백색 근육의 근육섬유가 가늘어진다.

어쨌든 운동을 통해서 근육에 부하가 걸리게 해주는 것이 좋다. 부하가 걸리지 않는 상태로 두게 되면 모든 근육섬유가 가늘어지고, 나중에는 수분이 없어져 딱딱해지게 된다. 특히 백색 근육은 콜라겐과 근육이 없어지고 힘줄만 남아서 '피골이 상접해 보이는' 상태가 된다.

근육섬유는 수분이 적을수록 끊어지기 쉽고 약간의 자극에도 경련을 일으킨다. 고령이 되면 손발이나 얼굴이 저절로 경련을 일으키는데 이런 현상은 바로 근육이 적어졌다는 증거이다. 그 상태에서 더 심해지면 경련조차 일으키지 않게 된다.

백색 근육, 적색 근육을 막론하고 근육섬유의 쇠퇴를 방지하려면 평소 운동에 신경 써서 근육에 적당한 부하가 걸리게 만들어야 한다.

백색 근육과 적색 모두 근육의 근섬유가 굵어지는 구조적인 면에서는 기본적으로 같지만, 에너지를 만드는 방법이 다르기 때문에 그것을 고려한 운동이 필요하다. 백색 근육을 두껍게 하려면 횟수가 적더라도 한 번에 강한 부하를 주는 운동이 필요하다. 반면에 적색 근육을 두껍게 하려면 적은 부하를 지속적으로 주는 운동이 필요하다.

이를 무산소 운동과 유산소 운동으로 설명하자면 무산소 운동은 백색 근육에 부하를 거는 데 적합하고, 유산소 운동은 적색 근육에 부하를 거는 데 적합하다.

무산소 운동을 하면 '호흡을 하지 않고 하는 운동'을 연상하게 되지만, 그렇지 않다. 산소를 사용하지 않고 단시간에 큰 에너지를 만드는 백색 근육(속근)을 주로 사용하는 것이 무산소 운동이다. 유산소 운동은 산소를 사용하여 천천히 시간을 들여 서서히 에너지를 만드는 적색 근육(지근)을 주로 사용하는 운동을 말한다.

참고로 백색 근육의 근육섬유 쪽이 적색 근육의 근육섬유보다 굵어지기가 쉽다고 알려져 있다. 이것은 순발력이 요구되기 때문인데, 백색 근육이 발달하기 쉬운 단거리 선수의 다리가 장시간 계속 달리는 마라토너의 다리보다 굵은 것을 보면 납득할 수 있을 것이다.

백색 근육과 적색 근육을 균형 있게 단련하는 이소룡 운동법

백색 근육과 적색 근육을 균형 있게 단련하려면 무산소 운동과 유산소 운동을 잘 조합하는 운동을 해야 한다.

우리 몸의 근육을 분류하자면 심층부에 있는 이너 머슬(inner muscle, 심층근)과 표층부에 있는 아우터 머슬(outer muscle, 표층근)로 나눌 수 있다. 이너 머슬은 골격근처럼 주로 몸을 움직일 때 사용하는 근육이고, 아우터 머슬은 주로 자세의 조절과 관절의 위치를 유지하는 데 사용하는 근육이다.

중장년들이 근육을 단련할 때는 노화 예방을 위한 것이기 때문에 아우터 머슬의 적색 근육과 백색 근육을 단련하는 것이 효과적이다. 이런 경우 내가 진료실에서 주로 추천하는 것이 '이소룡 운동법'이다.

이소룡 운동법은 중국의 영화배우 이소룡이 궁푸를 하는 동작에서 착안한 운동법인데 고령자들이 큰 힘을 들이지 않고 백색 근육과 적색 근육을 단련할 수 있는 기초적인 운동법이다.

이 운동법은 유산소 운동과 무산소 운동을 결합한 것으로, 실내에서 가볍고 즐겁게 운동할 수 있고, 운동 효과가 좋아 나이가 많은 사람들이 하기에 적당한 운동이다.

이소룡 운동법

이 운동은 유산소 운동과 무산소 운동을 번갈아 가면서 반복적으로 하기 때문에 아우터 머슬의 적색근과 백색근을 균형 있게 단련하는 데 좋다.

이 운동을 하는 요령은 다음과 같다.

① 다리를 어깨 넓이만큼 벌리고 서서 무릎을 살짝 구부린다.
양손을 '앞으로 나란히'를 하듯이 하여 앞으로 팔을 내민다. 이때 팔꿈치는 가볍게 구부린다.

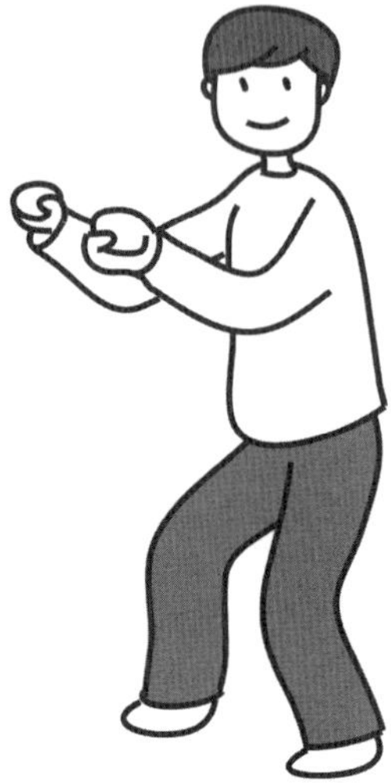

② 이 자세에서 주먹을 쥐고 10초 정도 숨을 내쉬면서 양손이 떨릴 정도로 힘을 유지한다.

③ ①과 ②의 동작을 대여섯 번 반복한다. 이렇게 하면 적색 근육이 단련된다.

④ ①의 자세로 돌아와 이번에는 허리를 가로로 8자를 그리듯이 천천히 돌린다. 이때 팔도 허리의 움직임에 맞춰 수평으로 8자를 그리듯 천천히 돌린다.

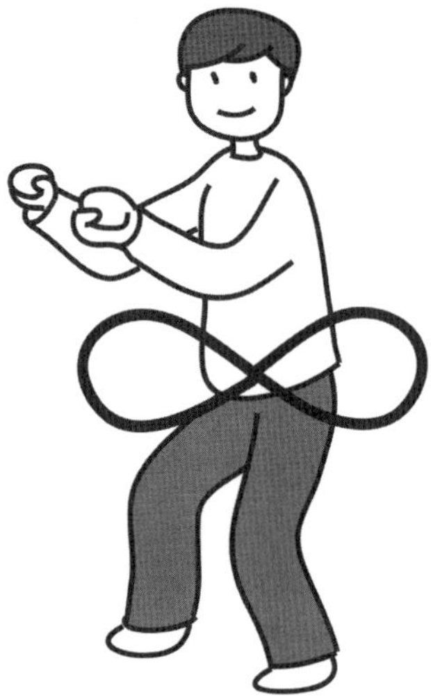

⑤ 이 동작을 복식호흡(3초간 코로 들이쉬고 9초 이상 내쉬는)을 하면서 대여섯 번 반복한다.
이렇게 하면 백색 근육이 단련된다.

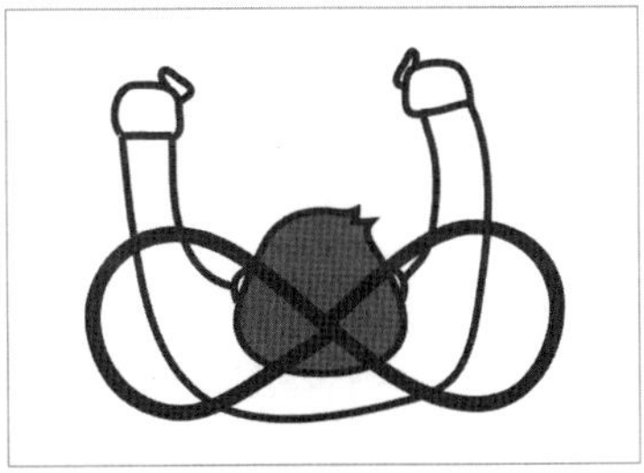

(위에서 본 그림)

⑥ 다음에는 다리를 벌리고, 양팔을 올려 벌린다.

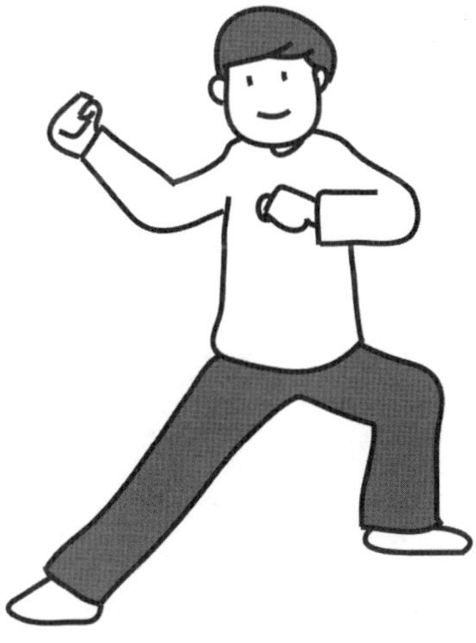

⑦ 이소룡이 된 기분으로 복부와 팔에 힘을 준 다음 양손을 주먹을 쥔다. 양팔을 번갈아 상대를 치듯이 뻗었다 오므렸다 하는 동작을 반복한다.
이렇게 하면 백색 근육이 단련된다.

[포인트]

이때 양 발을 조금씩 앞뒤로 왔다 갔다 하면서 하게 되면 이소룡처럼 보여 재미있게 운동할 수 있다.

Chapter Ⅲ

60세부터 단련하는 부위별 근육 운동법

사지의 근육 전체를 단련하는 엉거주춤 스쿼트, 골반 스쿼트

'노화는 사지에서 시작된다'라는 말이 있다. 사람은 나이가 들면서 근육이 점점 약해지는데 이 약해지는 근육의 70퍼센트가 사지, 즉 팔과 다리에 집중되어 있어서 가장 먼저 눈에 띄기 때문이다. 따라서 노화를 방지하려면 사지의 근육량을 늘리는 것이 매우 중요하다.

팔 다리의 근육을 단련하는 운동으로 가장 잘 알려져 있는 것이 '스쿼트'라는 운동이다. 스쿼트는 아주 간단한 운동이면서도 의외로 깊이가 있고, 운동하는 사람의 근육량과 체력에 맞게 짜여져 있다. 따라서 중년의 몸 상태에 맞게 조절하면 사지의 골격 근육을 효과적으로 단련할 수 있다. 엉거주춤한 말탄 자세 스쿼트는 의자를 잡고 하는 운동이므로 무리하지 않고 사지를 단련할 수 있다.

엉거주춤(말탄 자세) 스쿼트

이 운동은 의자를 이용한 스쿼트이다. 이 운동은 몸에 무리가 가지 않는 선에서 하도록 한다.

이 운동을 하는 요령은 다음과 같다.

① 다리를 어깨 넓이로 벌리고 똑바로 곧게 선다. 발끝은 약간 바깥쪽을 향해 벌린다.

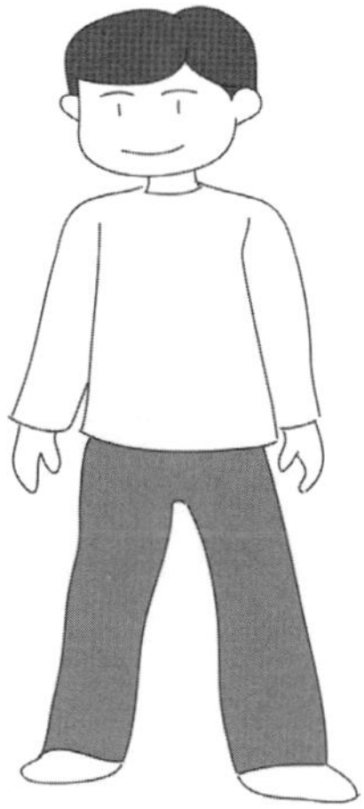

② 의자 등받이를 잡으면서 허벅지가 지면과 평행한 자세가 될 때까지 무릎을 구부렸다 펴면서 똑바른 자세로 돌아온다.

③ 이 과정을 한 세트로 처음에는 10회 반복한다. 그리고 익숙해지면 20회, 30회로 늘려 간다. 하루에 50회 정도 기준으로 삼고 한다.

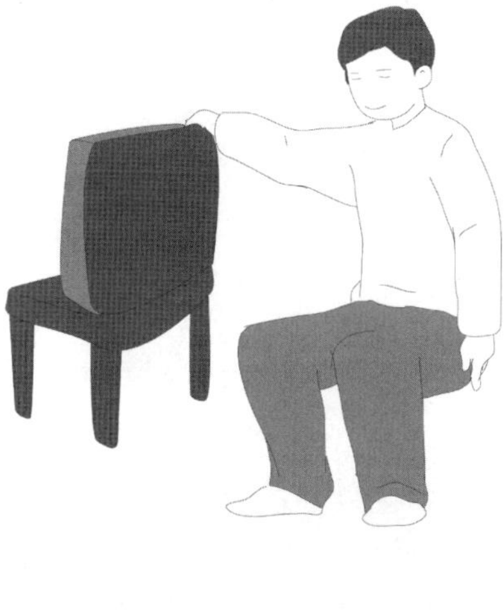

[포인트]

이 운동의 포인트는 가능한 허리는 곧게 펴는 것이 중요하다.

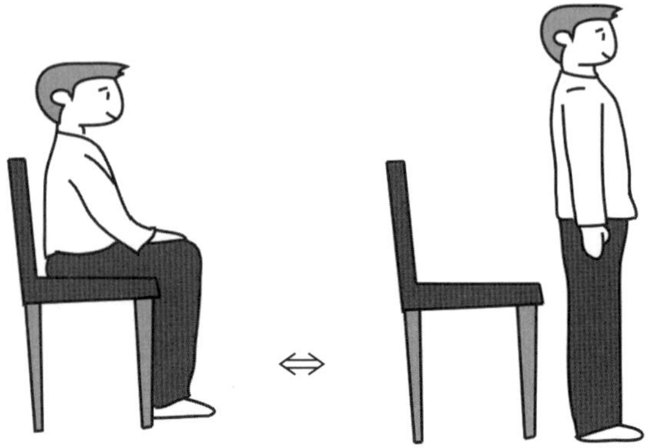

④ 무릎이 아픈 사람은 의자에 앉은 그 상태에서 일어선다. 거기에서 다시 천천히 무릎을 굽혀 의자에 앉는다. 이 동작을 반복한다. 한 번에 하는 횟수는 무릎에 부담이 되지 않는 범위에서 하는 것이 좋다.

골반 스쿼트

이 자세는 '엉거주춤 스쿼트'보다 힘들지만, 힘든 만큼 다이어트 효과도 크다. 이 운동을 하는 요령은 다음과 같다.

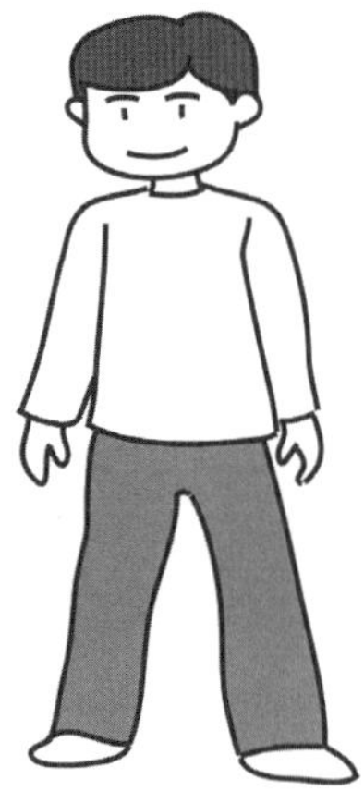

① 다리를 어깨 넓이로 벌리고 똑바로 곧게 선다. 이 때 발끝은 최대한 바깥쪽으로 향하게 해 이른바 '팔자다리'가 되게 한다.

② 그 자세에서 그대로 허벅지가 바닥과 평행을 이룰 수 있는 정도까지 천천히, 약 4~5초 동안 허리를 내린다.

③ 앉은 자세에서 이번에는 천천히 약 5초 동안에 걸쳐 허리를 올려 원래 위치로 돌아간다.

④ 2와 3을 다섯 번 정도 반복한다. 그러다가 익숙해지면 점차 횟수를 늘려 간다.

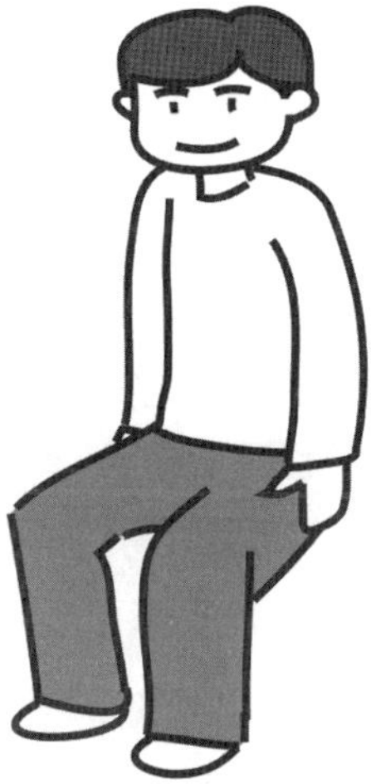

[포인트]

이 운동의 포인트는 천천히 반복하면서 지방을 연소시키는 것이다.

허벅지 근육 단련을 위한 가상 공 차기 운동

보폭이 작아지면 걸을 때 허벅지 근육을 많이 사용하지 않게 되고, 그렇게 됨으로써 이 근육이 약해진다. 그 영향으로 인해 발끝이 위로 향하지 않게 되어 조그만 장애물에도 걸리기 쉽다.

여기에 효과적이면서 무리 없이 허벅지 근육을 단련하는 중년을 위한 운동법이 있다.

먼저 축구공이 눈앞에 있다고 생각하면서 그것을 발끝으로 걷어찬다고 생각하고 허벅지를 올리는 운동이다.

이 책에서는 제자리에서 허벅지를 올리는 방법을 소개하지만, 조금 넓은 공간을 사용할 수 있다면 걸으면서 하는 것이 좋다.

축구공을 발끝으로 걷어찬다는 생각으로 다리를 뻗으면 평소 걸음걸이보다 발끝이 위를 향하게 되고 보폭이 커진다.

가상 공 차기 운동

이 운동에서 공을 찰 때는 자연스럽게 허벅지를 사용하기 때문에 허벅지 근육이 단련된다. 이 운동의 요령은 다음과 같다.

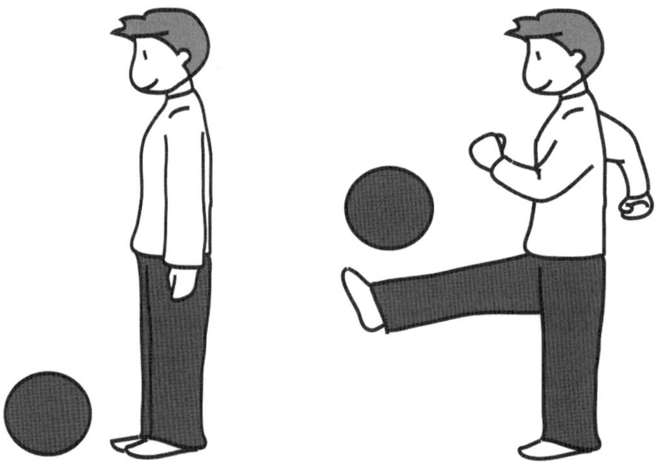

① 똑바로 서서 눈앞에 축구공이 있다고 생각한다.

② 공을 걷어차 올린다는 생각으로, 무릎을 편 상태에서 다리를 들어올린다. 그 자리에서 10회 정도 반복한다.

③ 천천히 해도 상관없으니 10회 정도 반복한다.

[포인트]

이 운동의 포인트는 허벅지를 올렸을 때의 허벅지 뒷부분의 근육의 움직임을 의식하면서 하는 것이다.

사지의 근육을 단련하면 관절 질환도 감소

걷기가 몸에 좋다는 걸 알고 있지만 무릎이나 허리 관절이 아파서 걷기 힘들어 하는 환자들이 있다. 물론 관절에 염증과 통증이 있으면 그것을 제거하는 치료가 필요하지만, 그것만으로는 근본적인 치유가 되지 않는다. 그때그때 몸 상태에 따라 운동량을 늘려 가는 것이 필요하다.

우리 몸이 체형을 유지할 수 있는 것은 골격을 형성하는 200여 개의 뼈와 이를 결합하는 관절이나 연골, 근육, 힘줄, 인대 같은 조직의 덕분이다. 그 중에서도 특히 뼈와 긴밀하게 협력하고 있는 근육과 관절의 힘이 크다. 뼈와 근육과 관절 이 세 부분은 삼형제처럼 긴밀하게 연계되어 있다. 관절이 튼튼하면 뼈도 건강하고 근육도 건강하다. 관절이 불편하면 뼈와 근육의 상태도 나빠져 있는 경우가 많다.

관절 질환으로 가장 많은 것이 관절염이다. 관절의 변형 등으로 염증과 통증이 발생한다. 나이가 들수록 많이 발생하는데, 특히 40에서 70세 사이의 여성들에게 많이 발생한다. 70세를 지나면 남녀 간에 차이가 별로 없다.

이 관절염은 골다공증에 의한 골밀도의 저하라든가 연골의 마모 등 여러 가지 요인이 복합적으로 나타나는 현상이다. 피부 노화와 마찬가지로 별다른 효과적인 치료법이 없다는 설도 있다. 그러나 나의 임상 경험에 의하면 살코페니아라는 근육량 감소의 영향이 매우 큰 것으로 밝혀졌다.

근육량의 감소는 운동량의 감소와 관련이 있기 때문에 관절염은 일상에서의 운동 부족이 영향을 크게 미친다고 생각한다. 따라서 관절염은 염증과 통증을 치료하면서 운동량을 증가시켜 근본적으로 치료해 주는 것이 중요하다.

물론 갑자기 격렬한 운동을 하는 것은 좋지 않지만, 몸에 부담이 가지 않는 범위를 살피면서 조금씩 걷는 시간을 늘리는 등 운동량을 늘려 가는 것이 필요하다.

지금부터 관절염이 발병하지 않도록 예방하고 싶다면 관절 주변 근육이 약해지는 것을 방지하는 운동을 하는 것이 좋다.

운동은 관절 연골의 손상을 막는 기능도 한다

관절염을 막기 위해 운동이 필요한가 하는 것은 관절 연골과 운동의 관계를 생각해 보면 잘 알 수 있다. 관절 연골은 가급적 사용하지 않고 두는 편이 노화 방지에 효과가 있어 보이지만 그렇지 않다. 실제로는 그 반대이다. 걷기나 혹은 운동으로 관절에 적당한 부하를 주는 것이 좋다.

관절 연골에는 혈관이나 림프관이 연결되어 있지 않지만 영양분이나 산소 같은 것은 전달이 된다. 그것은 연골을 스펀지와 같은 개념으로 생각하고 진단해 보면 잘 알 수 있다. 물을 먹인 스펀지를 손으로 누르면 물이 흘러나오게 되고, 손을 떼면 다시 빨아들인다. 이와 같은 원리로 영양과 산소가 연골에 보급되는 것이다.

따라서 걷기나 적절한 운동을 통해서 연골에 부하를 주어야 산소나 영양분이 연골에 잘 전달된다. 그렇지 않으면 산소나 영양분이 연골 전체에 골고루 미치지 못하는 것이다. 운동량이 감소하면 연골질환이 발병하기 쉬운 것은 이 때문이다.

일단 관절이 아프게 되면 움직이는 것이 힘들어지고, 그로 인해 운동량이 감소하게 된다. 그렇게 되면 연골의 노화가 진행되어 더욱 관절통이 심해지고, 그럼으로써 더욱더 운동량이 감소하는 부정적인 사이클에 빠지게 된다.

또한 걷기나 가벼운 운동을 하는 것은 관절 연골의 손상을 막는 데도 효과적이다.

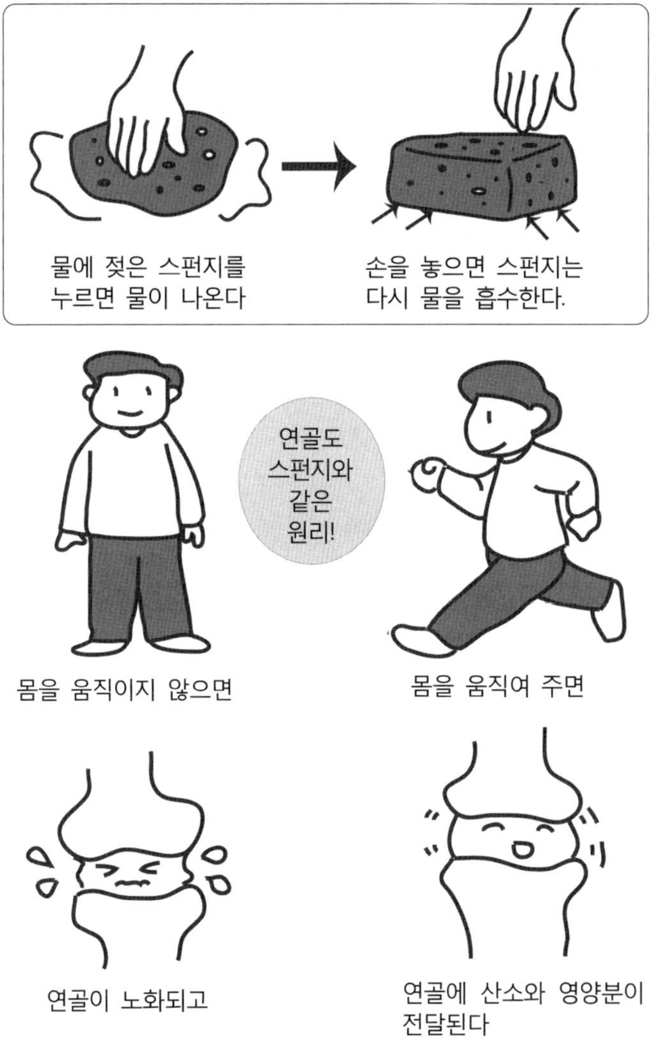
물에 젖은 스펀지를
누르면 물이 나온다
손을 놓으면 스펀지는
다시 물을 흡수한다.
연골도
스펀지와
같은
원리!
몸을 움직이지 않으면
몸을 움직여 주면
연골이 노화되고
연골에 산소와 영양분이
전달된다

[관절의 기능과 속성]

하체 관절근육 단련을 위한 엉거주춤(말 탄 자세) 걷기

고관절과 무릎관절 등 하체 관절에 문제가 발생하면 몸의 움직임이 급격히 나빠진다. 따라서 그런 상황을 미연에 방지하기 위해서는 관절 주변의 근육을 단련해야 된다.

관절 주변 근육을 단련하는 데 추천하고 싶은 운동법은 다리를 굽히고 허리를 낮춘 엉거주춤한 자세(말 탄 자세)로 걷는 '엉거주춤 걷기'이다. 이는 네 발 짐승처럼 허리를 낮추고 걷는 운동법이다.

이는 간단한 방법이지만 의외로 힘든 운동이다. 허리를 낮추는 만큼 다리 근육에 부하가 걸리기 때문이다. 그렇게 걷다가 무리다 싶으면 허리 높이를 조절하면서 걷는다.

엉거주춤 걷기를 할 때 상체가 앞으로 굽게 되면 다리 근육에 효과적으로 부하가 걸리지 않게 되므로 상체가 앞으로 굽지 않도록 의식적으로 앞을 똑바로 보며 걷는다.

엉거주춤 걷기

이 운동을 하게 되면 한 번에 효과적으로 다리의 관절을 단련할 수 있다. 이 운동법의 요령은 다음과 같다.

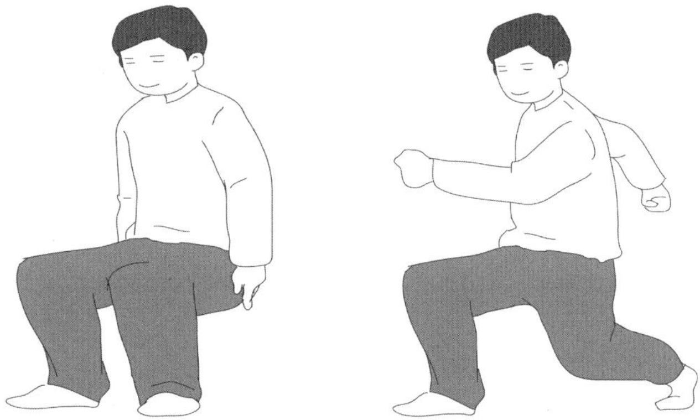

① 다리를 어깨만큼 벌리고 서서 허리를 곧게 편 채 아래로 내려 말을 탄 듯 한 자세를 취한다.

② 그 상태로 열 걸음 정도 걷고 나서 무릎을 펴고 선다.

③ 다시 무릎을 구부리고 엉거주춤한 자세를 취한 후 열 걸음 걷고 무릎을 편다.

④ 이 동작을 10회 정도 반복한다.

[포인트]

이 운동의 포인트는 걸을 때 상체가 위아래로 움직이지 않도록 허리 높이를 일정하게 유지하는 것이다.

무릎 근육 단련을 위한 무릎 신축운동, 뒤꿈치 들기운동

우리가 평소 걸을 때 무릎에는 체중의 두세 배의 부하가 걸린다. 체중이 50킬로그램이라면 무릎에는 100킬로그램에서 150킬로그램의 부하가 걸리는 것이다. 5킬로그램 정도 살이 찌면 무릎에 걸리는 부하는 10킬로그램에서 15킬로그램이 증가하게 된다. 그러니 조금만 몸무게가 불어도 무릎에는 큰 부담이 되는 것이다.

특히 중년기에 무릎 통증이 쉽게 생기는 것은 나잇살과 무릎 주위의 근력 저하가 겹치기 때문이다. 그러므로 비만에 대한 대책과 동시에 무릎 주위의 근육을 단련하는 것이 중요하다.

이런 이야기를 환자들에게 하면 무릎 근육을 단련해 본 적이 없기 때문에 그런지 어렵게 생각한다. 그러나 알고 보면 아주 쉽고 빠르게 단련할 수 있는 방법이다.

중노년을 위한 무릎 신축 운동

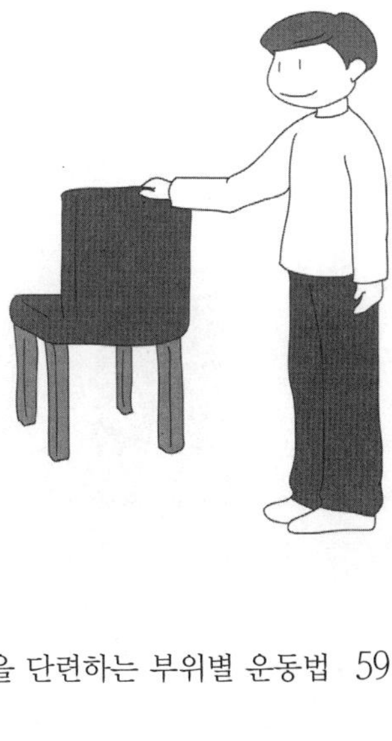

무릎 신축성 운동은 무릎의 근육을 단련하는 데 효과적인 운동법이다. 중년을 위해 준비한 좀 더 편한 무릎 신축운동법을 소개한다.

이 운동의 요령은 다음과 같다.

① 양 발을 어깨 넓이로 벌리고 서서 한 손으로 테이블이나 의자를 잡는다.

② 그 상태에서 천천히 허리를 내리면서 그림과 같은 자세에서 1초 내지 2초 있다가 그대로 일어선다.

③ 이 운동을 5회 ~ 10회 반복한다.

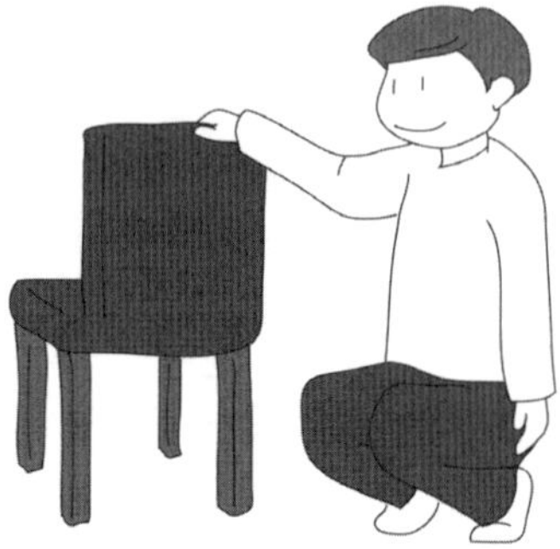

[포인트]

뒤꿈치를 올리고 쪼그리기를 하면 무릎에 부담이 줄어든다. 일어설 때 무릎이 완전히 펴질 정도로 일어서지 않는 것이 중요하다.

이 운동법이 숙달되고 다리 근육에 힘이 붙으면 한 단계 높여 다음과 같은 고급편 운동을 시작한다.

[고급편]

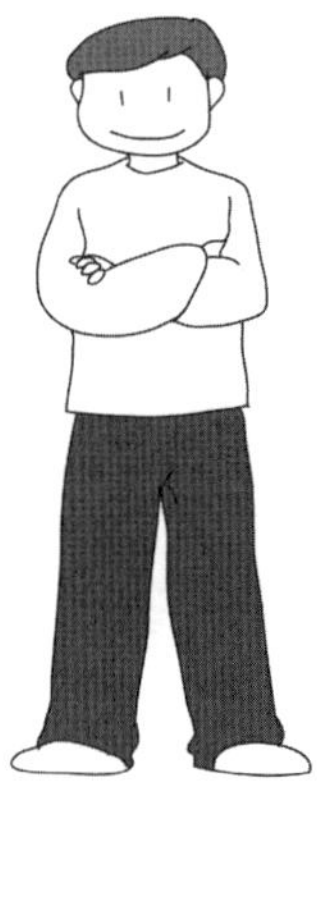

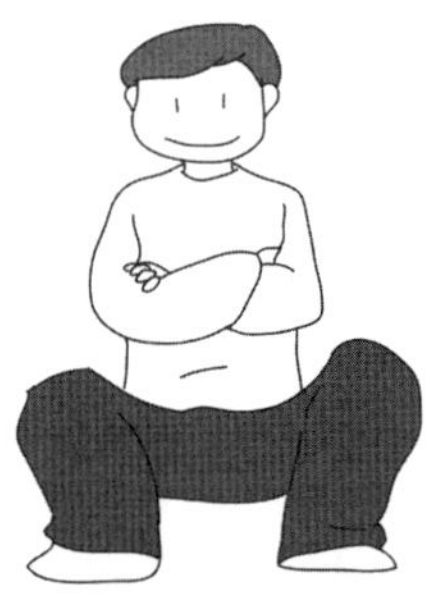

(양 발바닥이 떨어지지 않게 한다.)

① 양 발을 어깨 정도 넓이로 벌리고 서서 양 팔은 팔짱을 낀다.

② 그 상태에서 천천히 앉았다 일어선다. 이 때 발꿈치를 바닥에 붙인 채 하면 더욱 효과가 높아진다.

뒤꿈치 들기 운동

뒤꿈치 들기운동을 통해서 무릎 신축운동보다 더 쉽게 무릎 근육을 단련할 수 있다. 이 운동은 앉은 채로 하기 때문에 몸에 부담이 적고 연속 동작을 하기가 쉽다.

① 바닥이나 마루, 스트레칭 매트 위에 앉아 두 다리를 곧게 뻗는다. 이 때 발끝은 위로 향하게 세워 둔다.

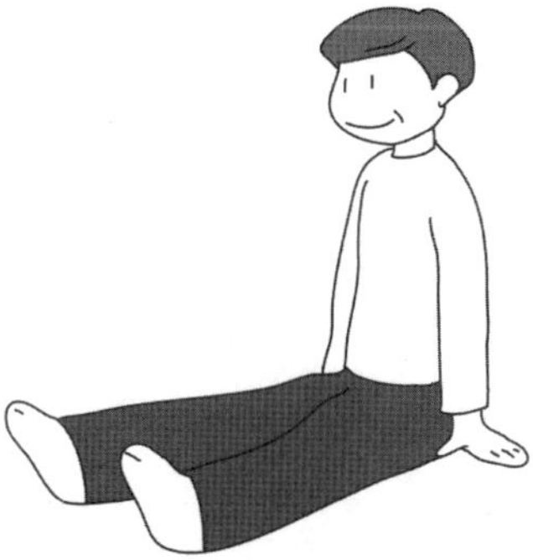

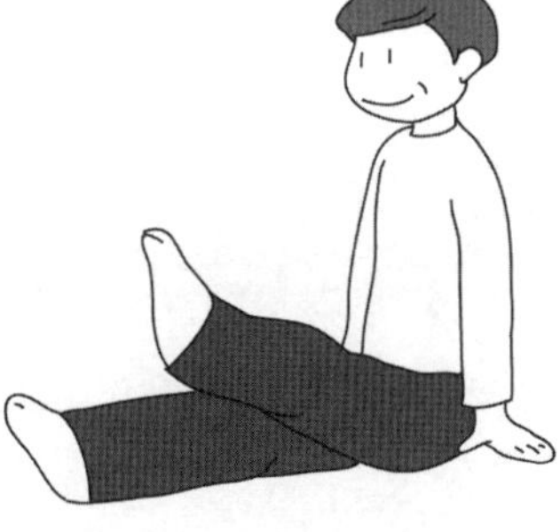

② 오른발 뒤꿈치를 왼쪽 엄지발가락 끝과 같은 높이가 될 때까지 똑바로 올린다. 그런 다음 5초 정도 그대로 멈추고 있다가 천천히 내린다.

③ 다음은 왼발 뒤꿈치를 오른발 엄지 발가락 높이가 될 때까지 똑바로 올리고 5초 정도 멈추었다가 천천히 내린다.
이 동작을 20회 정도 반복한다.

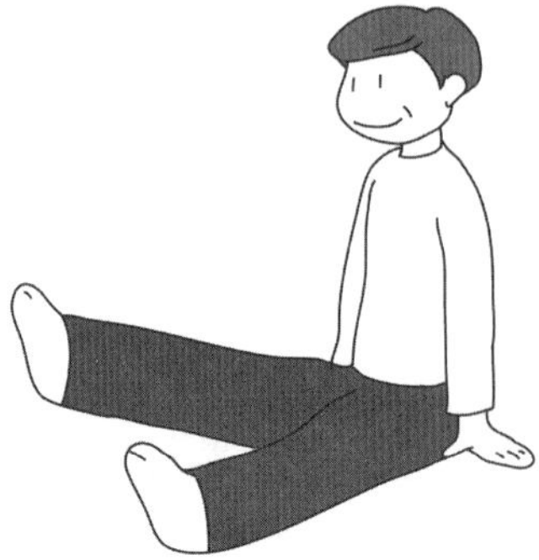

[포인트]

이 때 올린 쪽 발뒤꿈치는 반대쪽 발끝에 올리지 않도록 한다.

골반주변 근육단련과 요통방지를 위한 바퀴벌레체조, 그랜드수영

골반 체조는 원래 골반을 흔듦으로써 자세를 교정하는 것이다. 그런데 이로 인해 복근이 활성화되고 지방의 연소도 촉진된다.

이 운동은 근육 운동 중에서 가장 쉬운 방법 중의 하나로, 양 다리를 어깨 넓이로 벌리고 서서 양 손을 허리에 대고 허리를 좌우로 회전시키는 것이다. 이 운동을 하게 되면 골반의 위치가 교정될 뿐만 아니라 다이어트도 되기 때문에 상단한 관심을 받고 있다.

그 이유는 허리를 돌리게 되면 골반 내강(內腔)의 근육이 움직이고, 그에 따라 장간막(복강 내에서 장기를 감싸고 있는 막)에 축적되어 있는 지방이 움직이며 신진대사가 자극받기 때문이다. 이러한 현상은 내장 전체의 지방 대사, 몸 전체의 지방 대사로까지 영향을 끼치게 되는 것이다.

골반 체조는 골반 내강의 근육을 사용하기 때문에 그로 인해 내강 근육이 단련되면 요추가 보호되어 요통에 도움이 된다. 이 운동은 근육의 통증을 방지해 주기 때문에 '근육 코르셋'라고 할 수 있다.

이 체조를 할 때 유의해야 할 것이 있는데, 골반 주변의 근육을 사용해 허리를 돌리려고 하면 복근도 사용되기 때문에 배에 힘을 주어 복근에 긴장감을 주게 되고, 이것이 복부의 혈류 흐름이 저하되어 축적되어 있는 지방의 연소가 어려워진다. 이를 방지하려면 허리를 돌릴 때 복근의 수축과 이완이 반복되게 해야 된다.

근육에는 아우터 머슬(표면층근, 表面層筋)과 이너 머슬(심층근, 深層筋)이 있다고 했는데, 골반 체조보다 몸에 부담이 적고, 골반 내강의 근육을 중심으로 이너 머슬을 단련할 수 있는 운동이 있다. 이 운동을 '바퀴벌레 체조', '그랜드 수영'이라고 하여 환자에게 권장하고 있다.

'바퀴벌레 체조'는 이름이 좀 이상하다고 할지 모르지만, 이름에 임팩트가 있고, 몸의 움직임을 쉽게 연상할 수 있어서 환자들에게 호평을 받고 있으며, TV 프로에서 소개한 적도 있다.

이 체조는 실내에서 간단하게 할 수 있으며, 무릎과 허리에 통증이 있어도 부담을 주지 않고 할 수 있는 운동이다.

바퀴벌레 체조

바퀴벌레를 뒤집어 놓으면 다리들을 휘저으며 허둥대는데, 그 이미지를 생각하면 된다. 이 동작은 몸에 부담을 주지 않고 이너 머슬을 효과적으로 단련할 수 있다.

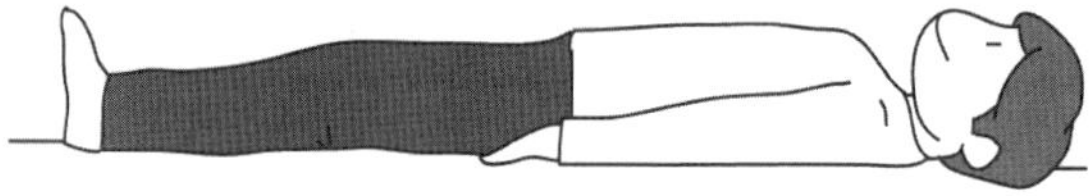

① 바닥이나 침대에 반듯하게 눕는다.

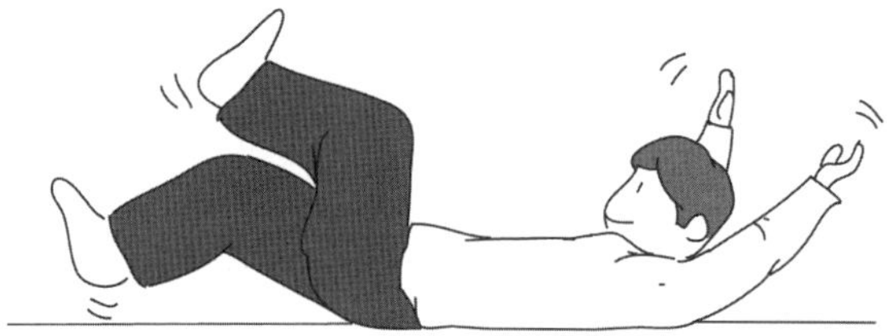

② 다리를 올리고 번갈아 회전시킨다. 자전거를 타는 느낌으로 하면 된다. 동시에 양 손을 머리 위로 가져가 빙글빙글 돌린다.

③ 발과 손을 동시에 움직이는 것이 어렵다면 먼저 다리를 움직이는 데 집중한다. 다리가 힘들면 그 다음은 손 돌리기에 집중하고, 손이 힘들면 또 다시 다리를 움직이는 데 집중한다. 그렇게 다리와 손을 각각 10회 정도씩 돌린다.

[포인트]

가능하면 머리를 조금 들고 하면 근육이 단련되어 좋다.

[고급편]

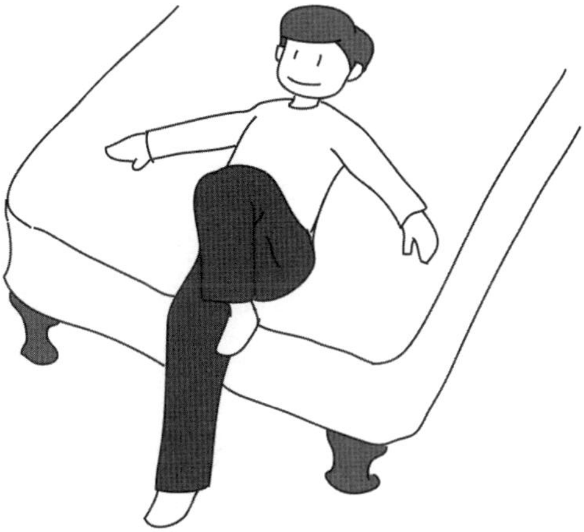

기본적으로 ①까지 하면 충분한 효과를 기대할 수 있다. 그러나 아직 힘이 남았다면 다음은 침대에 반듯하게 누워 하반신을 들고 손으로 상체를 지탱하면서 자전거를 타는 것처럼 다리를 회전시킨다. 10회 정도 하고 휴식하고, 여력이 있으면 10회 더 반복한다.

[포인트]

이 운동을 할 때 몸을 움직이는 동작은 삼바 춤을 추는 것과 같다. 디스코와 삼바의 몸동작이 바퀴벌레 체조와 같으므로 디스코와 삼바 곡을 틀어 놓고 하면 리드미컬하게 움직일 수 있어 즐겁게 운동할 수 있다. 디스코와 삼바를 추어 본 경험이 있다면 그때의 즐거운 장면들을 떠올리면서 하면 좋다. 가능하면 머리를 조금 들고 하면 좋은데, 그렇게 하게 되면 근육이 더 단련된다.

그랜드 수영법

이 운동법은 바닥이나 침대, 또는 이불 위에 누워서 평영을 하는 요령으로 손과 발을 움직이는 운동이다.

운동하는 요령은 다음과 같다.

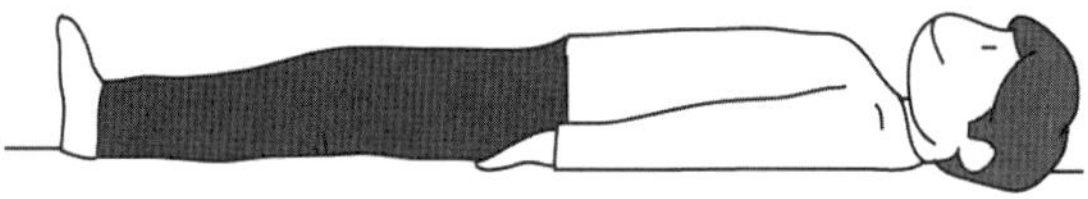

① 바닥이나 침대 위에 반듯하게 눕는다.

② 그 자세에서 평영을 하듯이 손과 발을 천천히 움직인다.
양손을 위로 올려 양쪽을 향해 크게 원을 그리며 돌리고, 다리는 약간 바깥쪽으로 벌려 원을 그리듯이 움직인다.

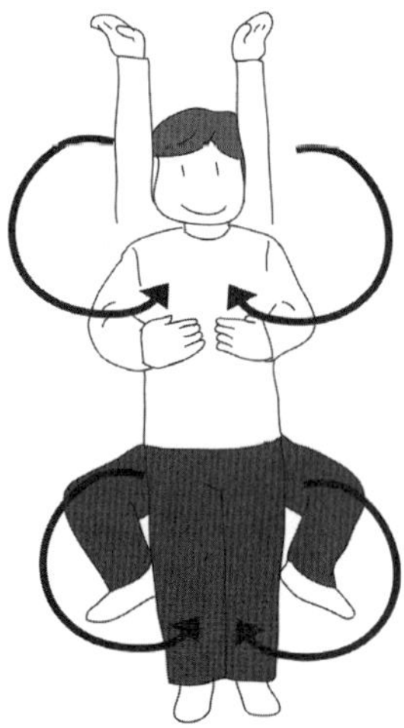

(위에서 본 그림)

③ 손보다 다리의 움직임이 중요하다. 따라서 손과 발을 동시에 움직이는 것이 어려운 경우에는 다리의 움직임에 집중한다.

④ 운동을 하다가 지치면 일단 쉬고 나서 다시 시작한다. 아침과 저녁 각각 30회 정도를 기준으로 하여 실행한다.
좋아하는 음악을 틀어놓고 하면 더 즐겁게 운동할 수 있다.

[포인트]

바닥에서 할 경우에는 허리를 다치지 않도록 바닥에 카펫이나 담요, 실내운동용 방석 등을 깔고 하면 좋다.

[고급편]

누운 상태에서 운동을 한 후에 여력이 있는 경우에는 엎드린 다음 누워서 하던 동작과 마찬가지로 평영을 하듯 손과 발을 움직이면 이너 머슬을 더 단련할 수 있다.
그렇게 할 경우 바닥에 방석 등을 깔고 하면 움직이기가 쉽다.

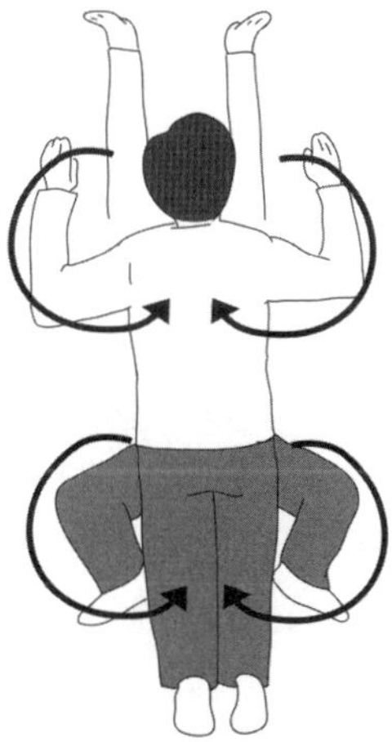

종아리에 근육 붙이기 - 까치발 서기 운동

중년이 되면 장애물을 넘거나 도랑을 뛰어 건너는 동작 등 종아리 근육을 사용하는 횟수도 적어지고 잘 하지도 않기 때문에 종아리 근육이 약해진다.

종아리 근육을 단련하면 걷기가 부드럽고, 빨리 걷기나 빠른 몸놀림도 잘 된다. 종아리 근육 단련에 추천하고 싶은 효율적인 운동법이 '까치발로 서기' 이다. 중년이 되면 까치발을 하는 일이 거의 없을 것이다. 따라서 의식적으로라도 이 운동을 하게 되면 효과적으로 종아리를 단련할 수 있다.

까치발 서기 운동법

운동으로서뿐 아니라 서서 작업을 할 경우에도 이 '까치발로 서기 운동'을 하면 좋다.

이 운동을 하는 요령은 다음과 같다.

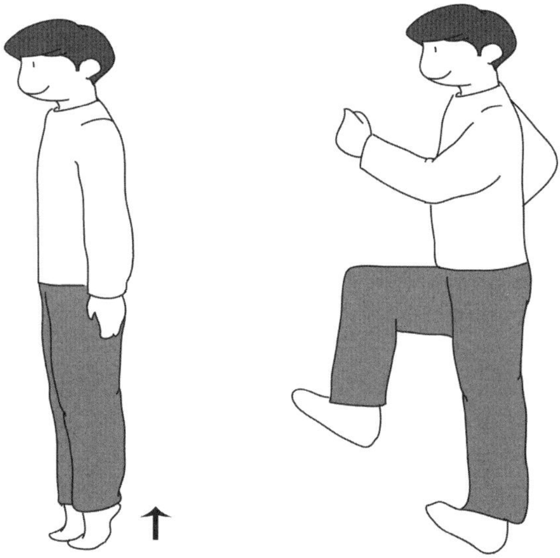

① 다리를 어깨 넓이로 벌리고 선 다음 발가락만으로 선다. 이 상태를 3초 정도 유지한 후 뒤꿈치를 내린다. 이 동작을 10회 정도 반복한다.

까치발을 할 때 엄지발가락(발바닥의 엄지 관절)에 집중하고 다리의 힘이 새끼발가락 쪽으로 분산되지 않도록 하며, 뒤꿈치는 최대한 곧게 올린다.

② 양 발끝을 올려 까치발로 선 다음 그 자리에서 10회 정도 발가락과 뒤꿈치를 번갈아 사용해 제자리걸음을 한다. 발뒤꿈치로 설 때는 발가락을 최대한 위로 올린다.

③ ①과 ②를 세트로 하여 10회 정도 반복한다.

④ 발가락을 운동 전과 같이 늘려 주고, 수축된 근육을 펴 준다.

[포인트]

발뒤꿈치나 발가락에 무리하게 힘을 주면 다리 근육에 경련이 생길 수 있다. 따라서 가능한 범위 내에서 올려 주는 것이 좋다.

몸의 축을 안정시키고 걷는 힘을 강화하는 세 가지 운동법

상반신과 하반신은 주로 대요근(大腰筋)과 장골근(腸骨筋) 등 소위 심부근(몸의 안쪽 깊숙이 있는 근육)에 의해 연결되어 있다. 이들은 모두 근육섬유의 짧은 근육으로, 대요근은 척추와 다리를 연결해 주고 있으며, 장골근은 골반과 다리를 연결해 주고 있다. 이 중 장골근은 자세를 유지하고 몸이 중심을 잡을 수 있도록 하기 위해 걸을 때 허벅지의 수축을 담당하고 있다.

중년이 되면 다리에 힘이 없어져 비틀거리거나 예전에 비해 쉽게 넘어지는데, 이는 이런 부위의 근육량 감소와도 관계가 있다. 대요근과 장골근을 단련하면 신체의 축을 안정시키고 걷는 힘을 강화할 수 있다.

그 분야에 추천하고 싶은 것이 한쪽 다리로 균형을 잡는 운동이다. 이 운동을 하는 것만으로도 대요근이나 장골근을 단련할 수 있다.

간단하게 할 수 있는 운동이지만, 눈을 감고 해 보면 의외로 어려운 운동이기도 하다. 금방 몸이 휘청거리고 균형이 무너지는 사람은 대요근과 장골근이 약해져 있을 가망성이 크다.

한쪽 다리로 균형 잡는 운동을 반복하게 되면 이 근육들을 효과적으로 단련할 수 있다. 간단한 운동이지만 계속 하다 보면 균형을 유지할 수 있는 시간이 길어진다.

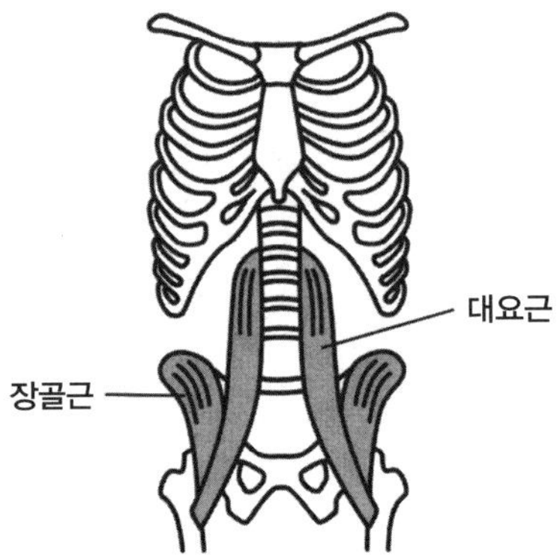

- **대요근**: 등뼈와 다리를 연결해 주는 근육
- **장골근**: 골반과 다리를 연결해 주는 근육

허벅지를 들어올리는 근육이 약해지면 발이 접질리거나 넘어지기 쉽고, 연령이 높아질수록 골절의 위험성도 높아진다. 대요근과 장골근을 합쳐서 장요근이라고도 부른다.

한 발로 서 있기

이 운동을 처음 하게 되면 생각보다 중심잡기가 어려워 좀처럼 한 발 들기가 쉽지 않을 것입니다. 그러나 포기하지 말고 계속해서 대요근과 장골근을 단련하면 좋다.

이 운동을 하는 요령은 다음과 같다.

① 자연스러운 자세로 서서 눈을 감고, 왼발을 가볍게 올려 한쪽 다리로만 서서, 그 상태를 균형이 무너질 때까지 계속한다.

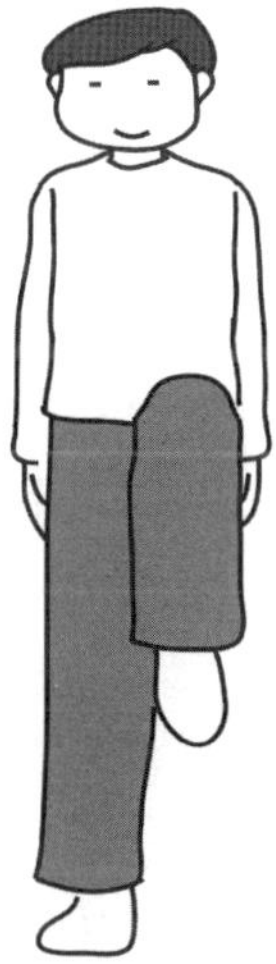

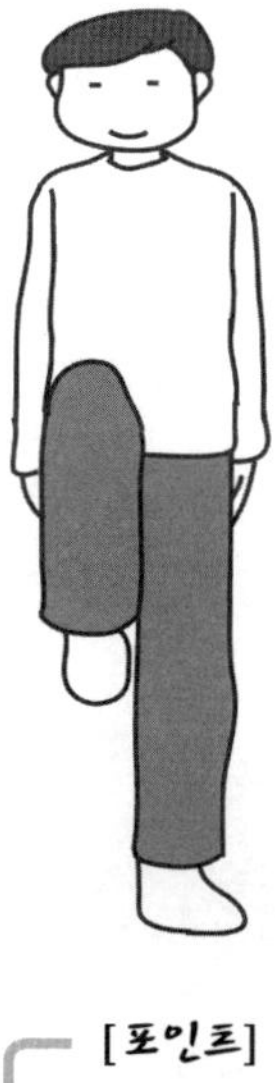

② 다음 오른발을 가볍게 올려 한쪽 다리로 서서, 그 상태를 균형이 무너질 때까지 계속한다.

③ 양 다리를 번갈아 4~5회 정도 반복한다.

[포인트]

익숙해지면 다리를 높이 들고 도전해 본다.

양 무릎 들어올리기

이 운동은 대요근과 장골근을 중점적으로 단련하는 운동법이다. 반듯하게 누울 수 있는 장소가 있으면 어디서나 쉽게 할 수 있다.

운동하는 요령은 다음과 같다.

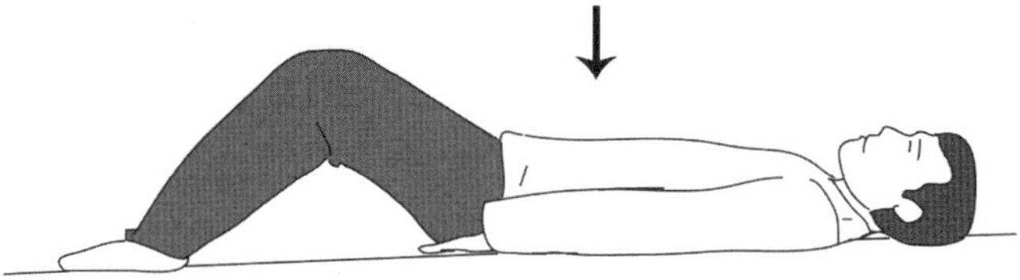

① 위로 향해 누워서 양 무릎을 붙인 채로 가볍게 구부려 세운다. 배를 웅크려 허리 아래에 공간이 생기지 않도록 하고 골반을 들어 올린다.

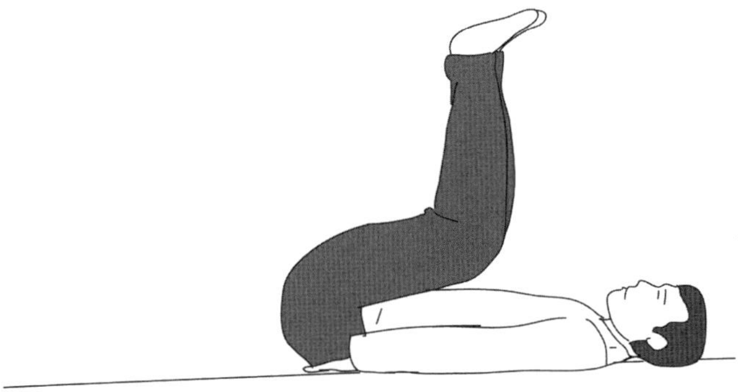

② 세운 양 무릎을 그대로 가슴 앞으로 최대한 끌어당긴다. 이 때 사타구니 부근에서 양 무릎을 움직이게 한다.

③ 양 무릎을 원 위치시키고 ①의 상태(반듯하게 누워 무릎을 세운 상태)로 돌아온다.

④ ①에서 ③까지의 동작을 10회 정도 반복한다.

[포인트]

근육의 움직임을 느끼면서 천천히 무릎을 가슴까지 끌어당긴다.

무릎 옆으로 눕히기

이 운동도 역시 대요근과 장골근을 중점적으로 단련하는 운동이다. 이 운동을 하는 요령은 다음과 같다.

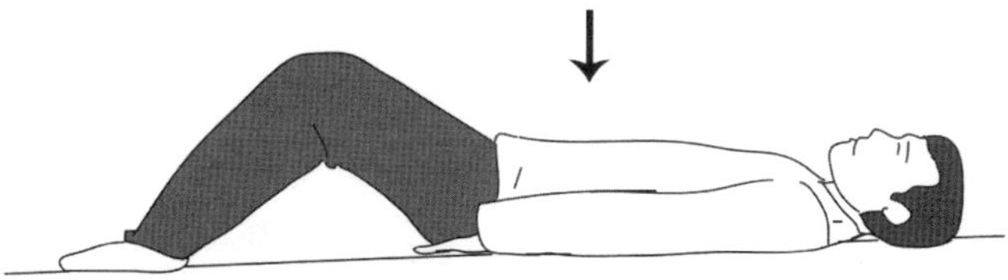

① 위로 향해 누워서 양 무릎을 붙인 채로 가볍게 구부려 세운다. 배를 내려 허리와 바닥 사이에 공간이 생기지 않도록 하고 골반을 아래에 붙인다.

② 양 무릎을 최대한 붙이고, 그대로 오른쪽으로 넘겨 무릎이 바닥에 닿지 않더라도 넘길 수 있는 만큼 내린다.

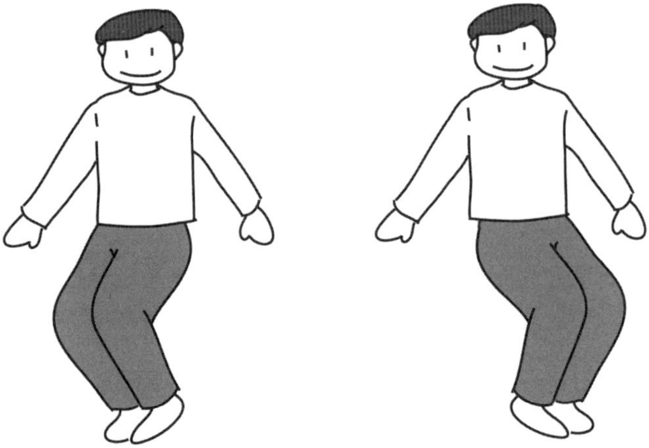

③ 발이 바닥에 닿게 되면 양 무릎을 붙인 채 제자리로 되돌린다.

④ 같은 방법으로 이번에는 무릎을 왼쪽으로 내렸다가 원 위치로 되돌린다.

⑤ 이 운동을 10회 정도 반복한다.

[포인트]

발바닥을 바닥에 붙인 채 넘기면 쉽게 할 수 있다.

[고급편]

무릎 옆으로 넘기기가 익숙해지면 조금 더 운동이 되도록 다리를 띄워서 한다. 그러면 대 허리 근육과 장골 근뿐만 아니라 복근까지도 단련 할 수 있다.

허리에 부담 주지 않는 중노년 복근 단련운동

복근이란 배 근육을 말하는데 복근에는 몇 가지 종류가 있다.

• 복직근(腹直筋) : 가슴 아래쪽에서 하복부까지 배의 중앙을 수직으로 달리는 복근을 말한다.

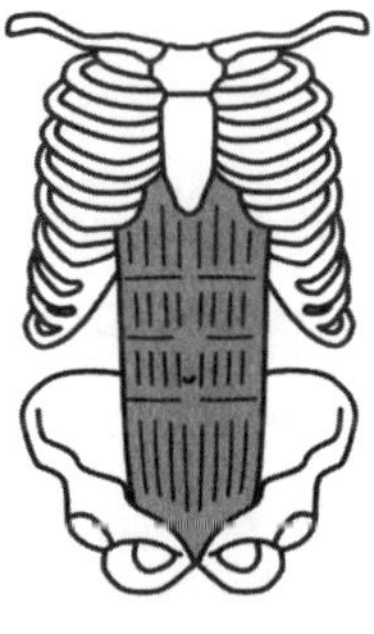

복직근(腹直筋)
배 중앙을 종으로 가로지르는 근육

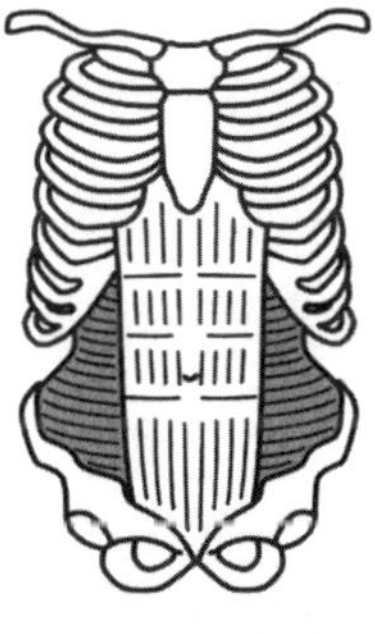

복횡근(腹橫筋)
배 중앙을 횡으로 가로지르는 근육

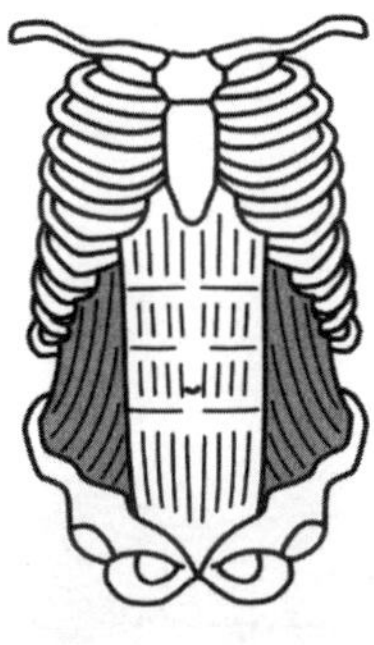

내복사근(內腹斜筋)
하복부 양 쪽으로 비스듬히 가로지르는 근육

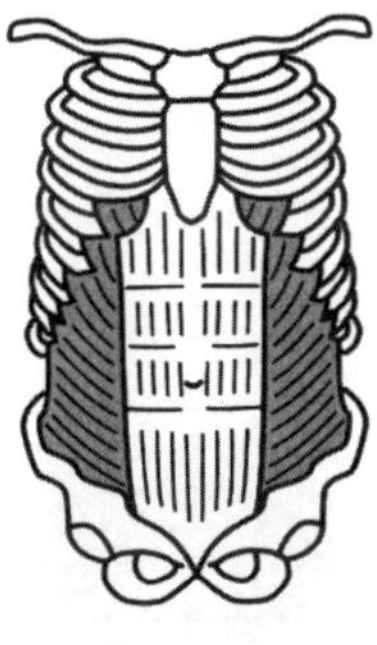

외복사근(外腹斜筋)
양 겨드랑이에서 하복부 중앙으로 비스듬히 가로지르는 근육

• 복횡근(腹橫筋) : 배 중앙을 횡으로 가로지르는 근육을 말한다.

• 외복사근(外腹斜筋) : 좌우 겨드랑이에서 대각선 아래로 달리는 복근을 말한다.

• 내복사근(內腹斜筋) : 외복사근(外腹斜筋)의 더 안쪽에 있고, 하복부에서 비스듬히 옆 아래로 내려간 복근을 말한다.

복근 단련운동이라고 하면 반듯하게 누운 상태에서 상체를 수직으로 일으켰다 눕는 동작을 반복하는 것을 생각하게 되는데, 그런 운동은 허리에 부담이 크기 때문에 중년들에게는 좋지 않다. 허리에 부담을 주지 않으면서 복근을 단련할 수 있는 운동이라야 한다.

중노년에 맞는 복근운동

중노년에 딱 맞는 복근 단련 운동법이 있다. 이 운동법은 대요근(大腰筋)과 장골근(腸骨筋)을 단련하는 운동을 응용한 것이다.

이 운동을 하는 요령은 다음과 같다.

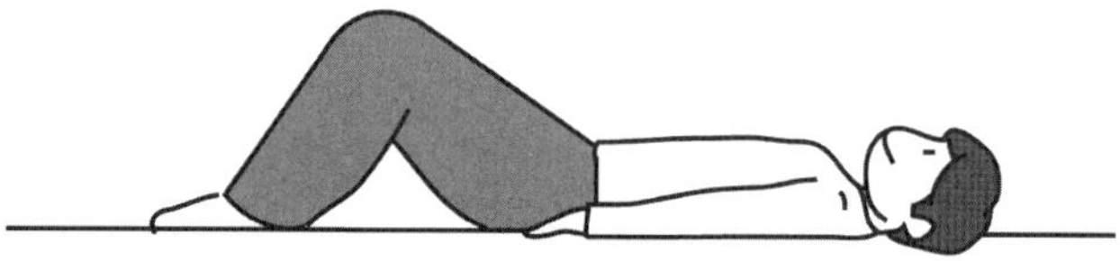

① 반듯하게 누운 다음 무릎을 세우고. 양 팔을 쭉 뻗은 다음 손바닥이 아래로 향하게 하여 옆구리에 붙인다.

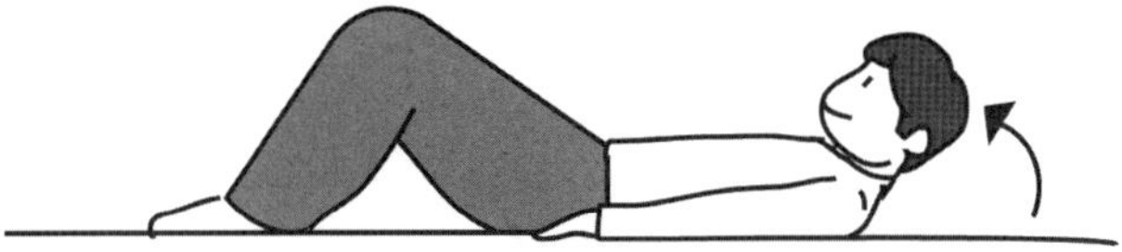

② 배꼽을 볼 수 있을 만큼 최대한 머리를 들어 올린 다음 3초 정도 그 상태로 머문다.

③ 머리를 ①과 같이 원 위치로 내렸다가 다시 들어올린다. 이 운동을 5회 정도 반복한다.

* 이 운동을 하게 되면 주로 복직근이 단련된다.

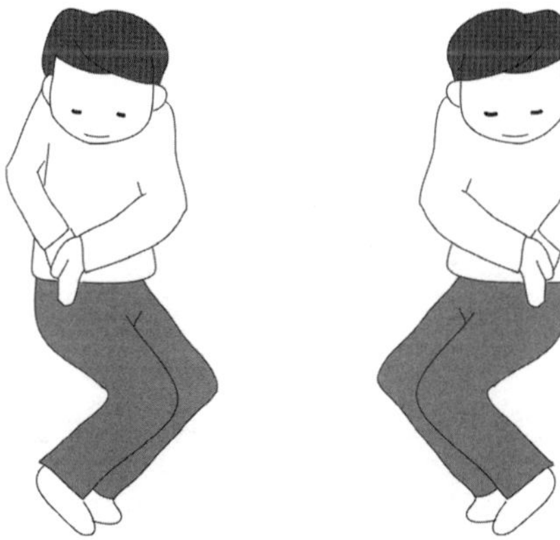

④ ①의 상태에서 양 무릎을 모아 오른쪽으로 내리면서 양 손을 모아 왼쪽 아랫배 위에 둔다. 그리고 그 손을 들여다보듯이 머리를 들어올린다.

⑤ ①의 상태로 원 위치했다가 이번에는 양 무릎을 왼쪽으로 내리면서 양 손은 오른쪽 아랫배 위에 놓고 그것을 보듯이 머리를 들어올린다.

⑥ 무릎과 양 손, 머리를 원 위치시킨다.

⑦ ④에서 ⑦까지의 과정을 5회 정도 반복한다.

* 이 운동을 하면 주로 외복사근이 단련된다.

[포인트]

①~⑦과 ④~⑦을 별도로 할 수도 있지만, 같이 하는 것이 복근 전체를 균형 있게 단련하는 데 효과적이다.

어깨 근육 단련하기- YMA 체조

어깨 관절을 움직이는 데는 어떤 근육이 필요할까? 바로 삼각근이다. 이 삼각근은 팔을 전후 좌우 상하 여러 방향으로 움직일 수 있도록 하는 근육이다. 이 어깨 근육이 노화하면 팔의 움직임이 나빠지고 생활하는 데도 여러 가지 불편이 생긴다.

보통 어깨 근육을 단련하는 데 덤벨(아령)을 이용하지만, 이 운동은 중노년들의 몸에는 부담이 크다. 그래서 중노년기 환자들에게 추천하는 운동법이 'YMA 체조'이다. YMA 체조라 하니 팝송 '영 맨(Young Man)'이라는 음악에 맞추어 'Y' 'M' 'C' 'A'의 네 글자를 온몸으로 표현하는 장면을 연상할지 모르지만, 그것이 아니고 이 운동은 'Y' 'M' 'A'의 세 글자를 사용하는 운동이다.

YMA 체조

양 손을 어깨 위로 올려 'Y' 'M' 'A'의 세 문자를 그리며 움직이는 운동을 통해서 어깨 주변의 근육을 무리 없이 단련할 수 있다.

이 운동을 하는 요령은 다음과 같다.

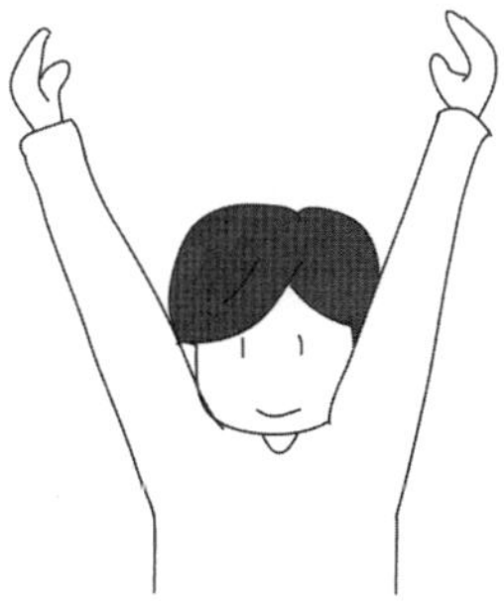

① 양 손을 머리 위로 'Y'자 모양이 되도록 뻗는다.

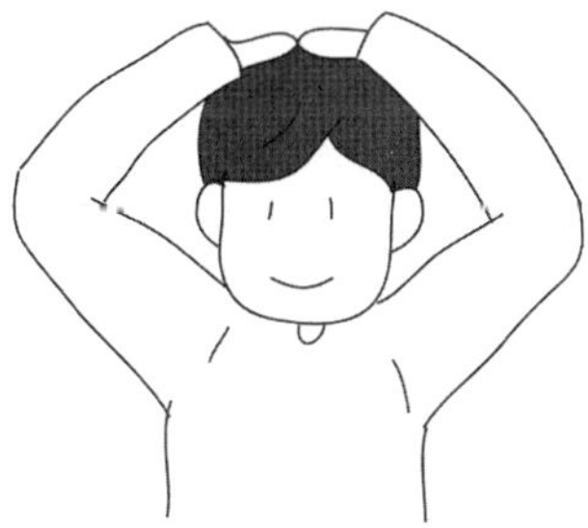

② 양 손의 손가락을 머리에 붙이고 팔꿈치를 가능한 한 올려 'M'자형이 되도록 한다.

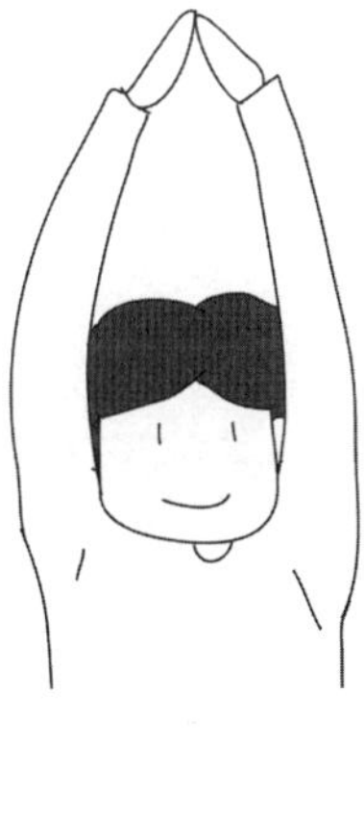

③ 양 손의 손가락을 맞추며 가능한 한 최대로 뻗어 'A' 자형이 되도록 한다.

④ 여기까지의 동작을 한 세트로 하여 100회 정도 반복한다.

[포인트]

이 운동은 앉아서 해도 되며, 서서 할 경우에는 다리를 어깨 넓이로 벌리고 서서 한다. 팔은 최대한 늘려 준다.

가슴 근육 단련하기

'가슴 근육 단련운동' 하면 생각나는 것이 팔 굽혀 펴기이다. 팔 굽혀 펴기는 대부분의 중년들이 젊은 시절에 많이 했던 운동이고, 또 쉽게 할 수 있기 때문이다.

그렇다해도 옛날 생각만으로 무리하게 팔 굽혀 펴기를 하게 되면 허리에 부담이 된다. 따라서 추천하고 싶은 것이 두 무릎을 붙이고 하는 '중년에 맞는 팔 굽혀 펴기'이다.

양 무릎을 바닥에 붙이고 하게 되면 허리에 부담을 줄일 수 있다. 무릎을 바닥에 붙이게 되면 그만큼 팔에 걸리는 부하도 줄어들 뿐 아니라, 그 자세에서 팔 굽혀 펴기를 해도 충분히 팔 근육이 단련된다. 따라서 이 방법을 이용하면 중노년들이 팔 굽혀 펴기 운동을 무리 없이 할 수 있을 것이다.

중노년기 팔 굽혀 펴기

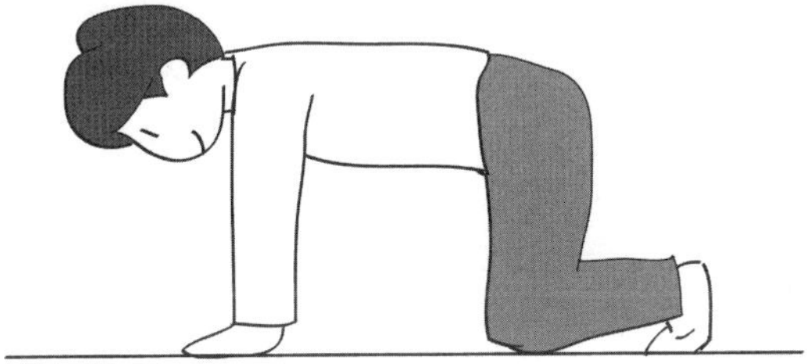

① 양 무릎과 양 손을 바닥에 붙인다. 양 손은 어깨 넓이만큼 벌린다.

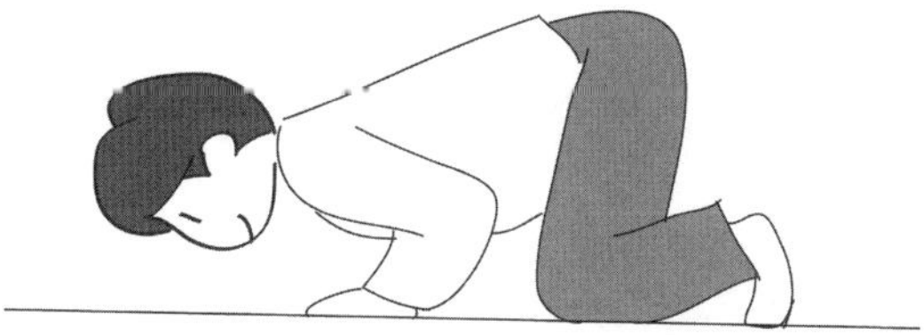

② 양 무릎은 그대로 두고, 양 팔꿈치를 구부려 상체를 낮춘다.

③ 양 팔꿈치를 펴 원래 자세로 돌아온다.

④ 처음에는 이 동작을 10회를 목표로 하여 실행한다. 그리고 익숙해지면 20회, 30회로 늘려 간다.

[포인트]

이 운동을 할 때는 가슴근육을 의식하면서 한다.

등 근육 단련- 백 크로스 아치, 가상 공 안기 운동

등 근육이란 광배근(廣背筋)이나 척추기립근(脊椎起立筋) 등 목에서 골반에 이르는 등 중앙부의 근육을 총칭한 것이다. 이 등 근육은 올바른 자세를 유지하고 몸 전체의 균형을 잡는 역할을 한다. 다만 복근과 달리 몸의 뒤쪽에 있기 때문에 평소에는 의식하지 못하고, 사용 빈도도 적기 때문에 근육량이 쉽게 줄어든다.

이 등 근육을 단련하는 데는 덤벨이나 밸런스 볼 등을 이용한 운동법이 있는데 중노년들에게는 적합하지 않다. 몸에 부담이 적게 가도록 하면서 등 근육을 단련하는 중년들의 운동법으로 '백 크로스 아치'와 '가상 공 안기 운동'을 소개한다.

백 크로스 아치

이 운동은 양 손과 양 발을 이용해 엎드릴 수 있는 장소만 있으면 어디서나 쉽게 할 수 있고, 기분 전환도 되므로 아주 유용한 운동이다.

이 운동의 요령은 다음과 같다.

① 양 손, 양 무릎을 바닥에 닿도록 한다.

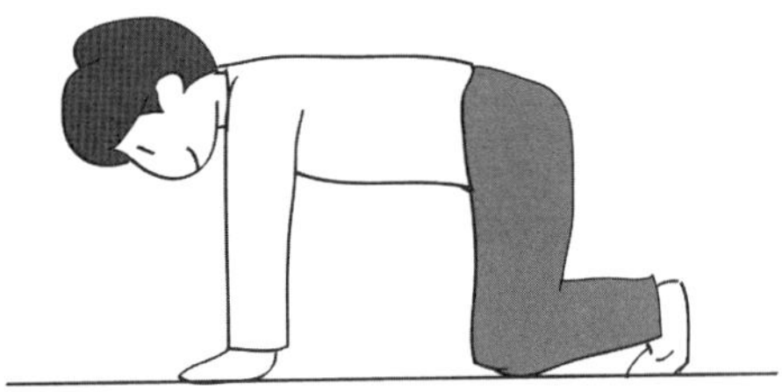

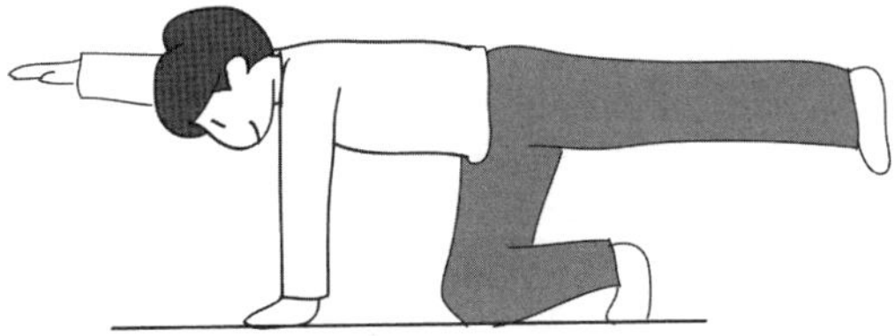

② 오른손을 지면과 평행이 되도록 앞으로 곧게 펴고 왼발을 뒤로 곧게 뻗어 지면과 평행하게 되도록 한다.

이 자세로 5초 정도 정지한 후 손과 발을 내린다.

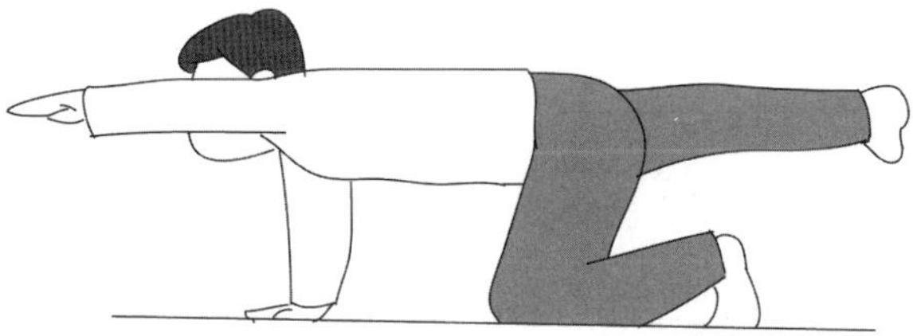

③ 이번에는 왼손을 앞으로, 오른발을 뒤로 지면과 수평이 되도록 쭉 뻗는다.

④ ②와 ③을 처음에는 한 번이든 두 번이든 할 수 있는 만큼 하고. 몸이 익숙해지면 점점 횟수를 늘려 간다. 5회 정도가 기준이다.

[포인트]

가급적 일직선에 가깝도록 손 발을 편다.

가상 공 안기 운동

이 가상 공 안기 운동을 하면 광배근이 효과적으로 단련되기 때문에 팔을 부드럽게 움직일 수 있게 된다.

이 운동의 요령은 다음과 같다.

① 멈춰 선 상태에서 큰 공을 잡으려는 듯이 양 팔을 펼쳐 등 근육을 스트레칭한다. 이 때 시선은 자신의 배꼽을 향한다.

② 등 근육이 충분히 늘어났다고 느껴지면 멈추고 서서 5초 정도 그 자세를 유지한다.

③ 원래 자세로 돌아간다.

④ 같은 동작을 5회 정도 반복한다.

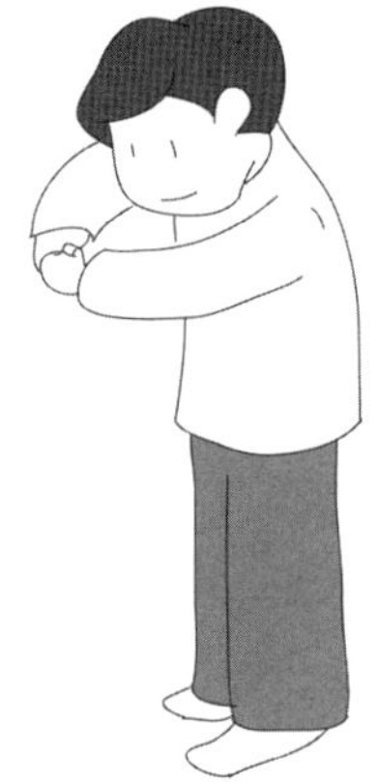

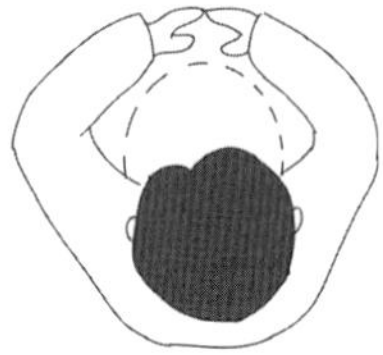

위에서 본 그림

[포인트]

가능한 한 큰 공을 생각하면서 하면 좌우의 견갑골이 열리고, 등의 근육이 튼튼해진다.

평소 사용치 않는 근육 동시 단련하기- 몸뒤집기, 몸들기 운동

지금까지 대요근과 장골근, 팔 근육, 등 근육 등을 단련하는 운동을 소개했는데, 이러한 근육은 중년이 되면 평소 생활에서 그다지 사용하지 않기 때문에 특별히 신경을 쓰지 않으면 급속히 줄어드는 수가 있다.

평소에 잘 쓰지 않는 이 근육을 동시에 단련할 수 있는 운동으로 '몸 뒤집기 운동'과 '몸 들기 운동'을 소개하고자 한다.

거실이나 침실 등 누울 수 있는 공간만 있다면 장소는 상관없다. 움직임도 간단해서 효과적으로 많은 근육을 단련할 수 있다.

몸 뒤집기 운동

이 운동은 효과가 있을까 의문이 들만한 단순한 운동이지만, 대요근, 장골근, 허리 근육, 팔 근육을 꾸준히 단련할 수 있다.

이 운동을 하는 요령은 다음과 같다.

① 바닥에 반듯하게 눕는다.

② 몸을 뒤집으며 엎드린다.

③ 양 무릎과 양손을 바닥에 대고 웅크리는 자세가 된다.

④ 다시 엎드렸다가 뒤집으며 눕는다.

⑤ ①에서부터 ④까지의 움직임을 5 ~ 10회 반복한다.

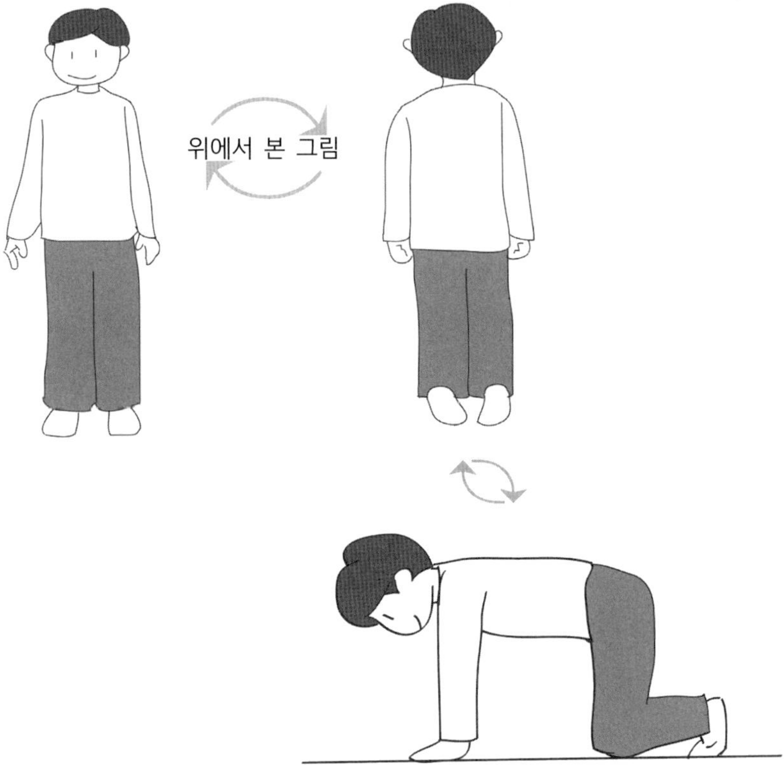

[포인트]

한 동작 한 동작 할 때마다 3초 정도씩 정지한다.

몸 들기 운동

중노년기에는 조금 힘들 수도 있지만, 평소 사용하지 않는 근육을 동시에 단련할 수 있어 좋은 운동이다. 이 운동을 하는 요령은 다음과 같다.

① 바닥에 엎드려 다리를 모으고 두 팔을 가지런히 내려 몸에 붙인다.

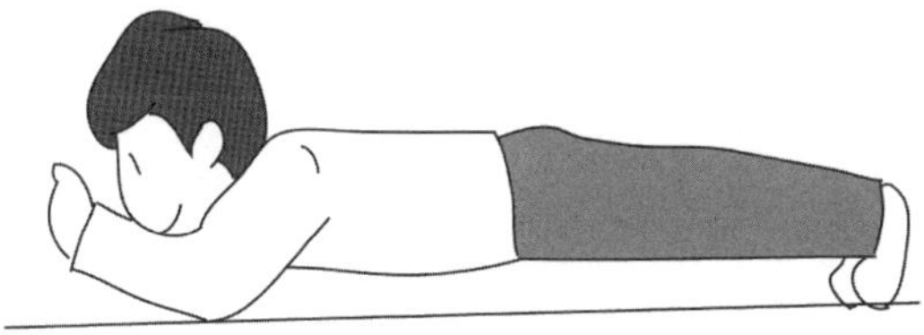

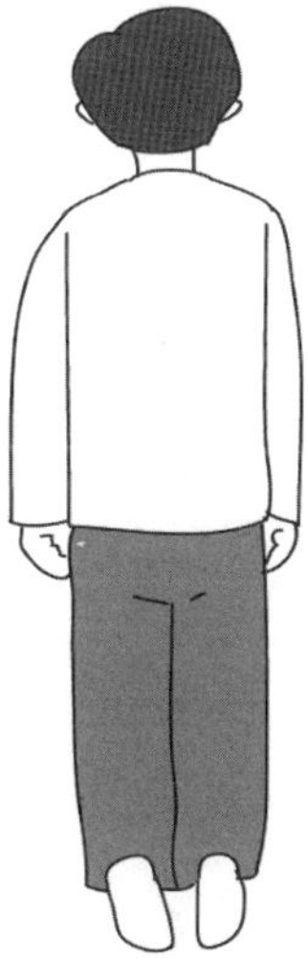

(위에서 본 그림)

② 두 팔꿈치와 발끝으로 몸을 지탱하면서 몸을 띄운다.

③ 그 자세로 3~5초 버틴 후 다시 바닥에 엎드린다.

④ ①~③의 동작을 5회 정도 반복한다.
이 동작이 익숙해지면 팔꿈치와 발끝으로 몸을 들어 올린 후 10초, 20초 멈추는 시간을 늘려 간다. 1분 정도를 목표로 한다.

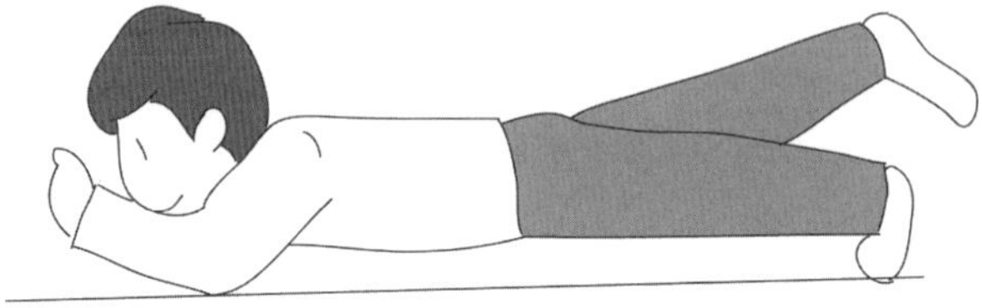

⑤ ②의 자세에서 오른발을 위를 향해 천천히 올린다. 오른발을 지면에서 10 센티 정도까지 올린 상태에서 그대로 3~5초 동안 멈춘 후 내린다.

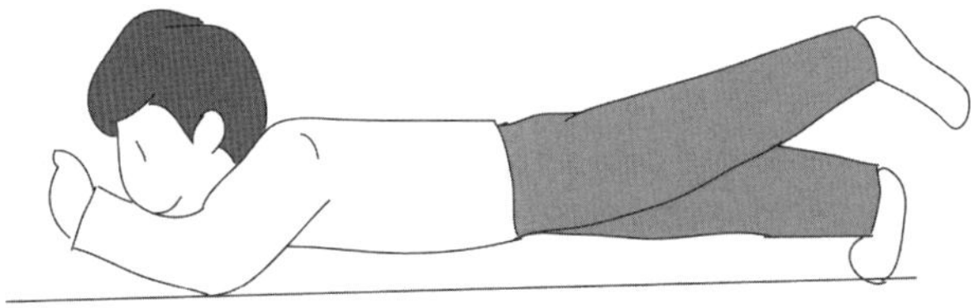

⑥ 다음에는 왼발을 들어 올린 상태에서 3~5초 유지한 후 내린다.

⑦ ⑤와 ⑥의 동작을 5회 정도 반복한다.

* 발을 들고 있는 자세에 익숙해지면 서서히 1분 정도까지 시간을 늘려 간다.

[포인트]

다리는 가능한 한 똑바로 편 채로 올린다.

Chapter Ⅳ

60세부터 몸에 익히면 좋은 운동 습관

평소 운동하는 습관이 있는 사람일수록 건강 장수한다

"요즘 하시는 운동이 있습니까?"

진찰실에서 환자에게 이런 질문을 자주 한다. 특히 혈압이 안정되지 않는 사람이나 혈당 컨트롤이 좀처럼 잘 되지 않는 사람은 운동하는 습관이 들지 않은 경우가 많기 때문이다.

운동과 수명의 관계를 다음의 세 가지로 나누어 조사한 재미있는 통계가 있다.

① 대학의 스포츠 클럽 출신으로, 그 후에도 몇 가지 운동을 계속하고 있다.

② 대학에서 의학을 공부하고 건강에 대하여 잘 알고 있지만 운동은 하지 않는다.

③ 운동하지 않는 일반인

추적 조사 결과 50~70세에서는 ①이 가장 장수하고, 다음으로 ② ③의 순이었다. 70세 이상에서도 ①이 최고였지만, 흥미롭게도 ②와 ③의 순위가 바뀌었다. 그것은 '의사들의 자만심'의 현 실상을 그대로 드러내고 있는 것이어서 나도 명심해 두어야 하겠다고 생각하고 있다. 즉 아무리 건강 지식이 많아도, 그것을 실천하지 않으면 모르는 것만 못하다는 것이다.

여기서 하고자 하는 말은 이 내용이 아니라, 어느 조사에서도 운동을 계속한 그룹이 단연 으뜸이었다는 것이다. 이 통계치의 결과로 볼 때 건강 유지와 장수에는 운동이 필수적이라는 것을 알 수 있다.

우주 비행사의 몸에 일어난 폐용장해

지금은 우주 비행사들에게 '근육 트레이닝'이 상식으로 되어 있지만, 초기에는 우주 비행사들 중에 꽤 많은 수가 우주선에 있는 기간에 비례해 근육이 위축되어 버렸다. 무중력 상태에서는 지상에 있을 때처럼 중력에 영향을 받지 않아서 운동이 아니더라도 일상생활에서조차 근육을 쓸 만큼 몸을 움직일 필요가 없었기 때문이다.

의학적으로 몸의 조직이 사용되지 않는 상태에서 발생하는 이상증상을 '폐용장해(廢用障碍)'라고 한다. 우주 비행사의 근육에 일어난 폐용장해 상태를 살펴본 바 골격근뿐만 아니라 심근까지 작게 줄어들어 있었다. 뼈에도 이상이 있었다. 뼈의 칼슘 성분이 녹아 뼈가 약해져 있었던 것이다. 이른바 골다공증이었다.

비행사들 중에는 뼈에 칼슘이 무려 20퍼센트나 감소한 경우도 있었다. 뼈에 힘이 가해지지 않는 상태가 계속되면 우리 몸은 뼈의 강도가 그다지 필요 없다고 판단하고 여분의 칼슘을 녹여 소변과 대변을 통해 내보내 버리는 것이다.

우주 비행사들은 젊고 건강한 사람들만 선발될 수 있었지만, 지구 귀환 후 그들의 뼈가 본래의 튼튼한 뼈의 상태로 돌아갈 때까지는 몇 년이 걸렸다고 한다.

이러한 '폐용장해'는 우주 비행사들에게서 뿐만 아니라 지상의 중력 속에서 생활하고 있는 우리에게서도 일어날 수 있다.

편리한 생활이 '폐용장해'를 불러 온다

운동량이 감소하여 부하가 걸리지 않는 몸의 조직은 우주 비행사와 같은 '폐용 장애'가 발생한다. 예를 들어 노쇠한 환자의 근육은 점점 위축되고 다리는 점점 가늘어져 간다. 관절도 굳어 자유롭게 움직이지 못하게 된다. 순환계, 호흡계뿐 아니라 신경계까지 필요성이 없어지면서 기능이 둔해진다. 신진대사도 줄어든다.

동물의 한 종류인 우리 인간이 살아가는 기본은 움직이는 것이지만, 아이러니하게도 문명의 진보는 그것으로부터 우리를 격리시켜 버렸다. 인류 역사상 대부분의 기간 동안 인간은 짐승을 쫓아 야산을 타고, 과실을 찾기 위해 돌아다녔다. 어쩔 수 없이 몸을 움직이지 않으면 안 되는 상황에 놓여있었던 것이다. 물론 비만과 당뇨병, 동맥경화 등과는 인연이 없었다.

그랬던 것이 근래 들어, 특히 지난 1~2 세기 동안에 극단적으로 말하자면 거의 몸을 움직이지 않고도 살아갈 수 있게끔 된 것이다. 장시간 책상 앞에 앉아 있는 사람, TV나 전자기기 앞에 앉아 일을 하는 사람은 점점 늘어나고 있다. 밖에 나가도 걷는 거리는 점점 짧아지고, 그나마 그 거리를 기차와 버스, 자동차를 타고 이동한다. 장거리 이동은 더더욱 걷기보다는 KTX 같은 고속철이나 비행기를 탄다.

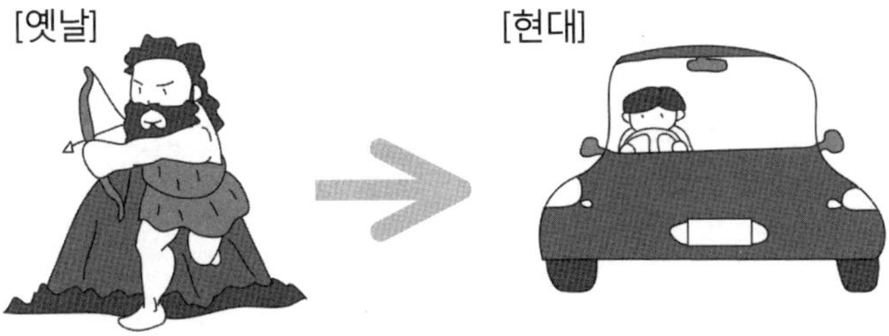

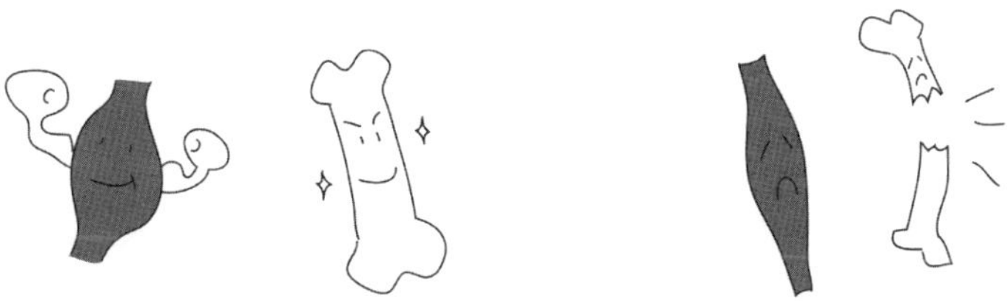

뼈와 근육이 튼튼하다　　　　뼈와 근육이 쇠약하다

현대사회에 살아가는 우리는 편리를 추구하기보다 건강을 생각해야 한다. 무중력 상태인 우주선에서의 비행사의 생활은 중력을 느끼는 우리에겐 부자연스럽고 신기해 보이겠지만, 우리의 삶도 동물 본래의 모습에서 보면 매우 부자연스럽게 비춰질 것이다. 편리한 생활이 근육량의 감소를 초래하여 노화를 가속화하고 생활 습관병을 불러오는 현상이 나타나고 있다.

운동은 이렇게 많은 건강 효과가 있다

현대인의 생활습관과 환경이 본래 동물적인 생활습관을 제약하여 몸의 기능을 떨어뜨려 건강에 이상 신호가 온다고 역설하고 전파해도 이미 길들여져 버린 편리함을 버리고 본래의 동물로 돌아갈 수 없을 것이다.

지금부터라도 중년에게 가장 필요한 운동은 선택이 아니라는 점을 인식하고 실천을 해야 한다. 잃고 나면 고마움을 느끼는 것이 부모, 그리고 돈 같은 것이라고 하지만, 실은 건강이 첫 번째이다. 병이 나서 몸을 자유롭게 움직일 수 없게 될 때 비로소 건강에 대한 고마움을 실감할 수 있다. 그러나 건강을 잃고 난 뒤에는 회복도 어려울 뿐만 아니라 설령 회복한다고 하더라도 그 과정은 상상 이상으로 힘든 것이다.

그렇게 되지 않기 위해서는, 운동이 건강에 미치는 효과를 명확하게 인식하는 것이 필요하다. 내가 의료 현장에서 체험을 통해 얻은 바에 의하면 운동을 하면 주로 다음과 같은 건강 효과를 기대할 수 있다.

① 사이클릭 AMP가 증가하여 체내의 당분이 쉽게 소비된다.

최근의 연구에서 지방분해 효소를 활성화시키는 세포 내의 활성화 물질로 사이클릭 AMP가 주목받고 있다.

운동을 하게 되면 이 물질이 증가하여 체내에 축적된 영양분이 에너지로 쉽게 소비된다.

② 몸 전체의 혈관이 강해진다.

동맥, 정맥도 혈관 내벽에는 혈관내피세포라고 불리는 세포로 구성되어 있다. 이 세포를 한 덩어리로 만들면 간보다도 큰 덩어리가 된다. 내피세포는 사이토카인이라는 정보전달 물질을 만들어서 이런 저런 호르몬의 움직임과 염증반응에 관계하면서 몸의 건강을 컨트롤하고 있다. 그런데 동맥경화나 정맥류, 정맥혈전 등에 의해 혈관 내벽에 침전물 등이 축적되어 혈류가 나빠질 뿐만 아니라 혈관내피세포의 움직임도 저하된다.

운동을 하게 되면 혈관에 붙어 있던 침전물이 제거되고, 혈관세포 내의 사이클릭 AMP가 증가되며, 세포가 활성화 된다.

③ 심근이 강화되어 혈류가 강해진다.

심근경색으로 문제가 되는 심장의 관상동맥은 맥박 수가 안정시의 1.5배 정도 되는 운동을 하면 심장의 관상동맥에 흐르는 혈액량이 가장 많아진다. 따라서 관상동맥의 혈류가 좋아져 혈관도 깨끗해진다.

④ 호흡근육이 단련되면 폐가 강해진다

운동을 하면 폐 주위에 있는 호흡근육이 단련되고 폐활량이 증가한다. 뿐만 아니라 폐 자체도 단련되어 강해지고 커진다.

⑤ 당뇨병의 예방 · 개선 효과가 있다

당뇨병은 혈액에 있는 당분을 세포로 운반하는 인슐린이 부족하거나 충분히 작용하지 않거나 함으로써 일어나는 병이다. 운동을 하면 근육은 에너지원인 설탕을 인슐린 없이 적극적으로 잡아 에너지로 바꾼다. 그러면 혈액에 당분이 줄어들기 때문에 그만큼 인슐린의 필요도가 내려가고 그것을 만드는 췌장의 β 세포의 부담을 줄일 수 있다. 게다가 운동을 한 다음날, 굳이 몸을 움직이지 않아도 이 상태가 계속된다. 격일로 운동을 하고도 당뇨병의 예방, 개선 효과를 기대할 수 있다.

⑥ 혈압을 낮춘다.

몸에 맞는 운동을 하면 혈관이 확장되고 혈압은 일단 높아지지만, 운동 후 혈압이 전보다 떨어지고 안정된다. 운동은 고혈압의 치료에도 효과적이다.

⑦ 빈혈을 개선한다.

운동은 골수의 조혈작용을 증가시키므로 빈혈이 개선된다.

⑧ 스트레스를 해소한다.

스트레스는 교감신경계에 긴장을 주고 그 상태가 축적되어 간다. 운동할 때 근육을 움직이면 긴장이 풀리고 스트레스가 감소하여 활성세포의 발생을 감소시켜 자율신경의 균형을 회복시키는 것이다. 나는 이 부분에도 사이클릭 AMP가 관계되어 있다고 생각한다.

[[칼 럼]]

사이클릭 AMP가 증가하면 세포가 활성화 된다

내가 의학박사 학위를 취득할 당시 연구 테마가 "사이클릭 AMP체세포"였다. 이 사이클릭 AMP가 최근에 와서 화제가 되고 있다.

나의 연구 논문 "전기치료에 의한 이학요법(전기이학요법)"에 보면 몸을 안정 상태에 놓고 근육은 의료기계에 의해서 운동하게 만들면 채내의 사이클릭 AMP가 증가해서 장기나 근육, 골격 등의 세포가 활성화 된다는 내용이 있다.

최근의 연구에서는 사이클릭 AMP의 증가에 의한 세포의 신진대사가 높아지고, 유해물질의 배설이 촉진되어 생명 유지에 필요한 체내 물질의 생성이 활발해지는 것이 확인되었다.

사이클릭 AMP는 약물로도 증가시킬 수가 있다. 사이클릭 AMP의 증가를 증가시키니 혈소판의 이상응집도 적어지고, 이것에 의해 혈전도 제거되었다는 등의 보고도 많이 나오고 있다.

사이클릭 AMP는 운동에 의해서 많은 증가를 보이며, 이것은 운동의 건강효과를 증명하는 것이다.

운동은 본인의 노력으로 할 수 있는 자립형 건강법

나는 간혹 환자의 얼굴을 보며 "나이가 들수록 젊어지십니다!"라고 말하는 경우가 있다. 많은 환자를 접하다 보면 성격이나 행동이 활발한 분들이 치유가 빠르고, 그런 분들은 왠지 젊어졌다는 느낌이 든다.

그런 환자들이 공통적으로 가지고 있는 것이 건강한 마음이다. 어디가 아파도 '늙어서 그렇지 뭐!' 하며 포기하지 않고 치료에 긍정적으로 임한다. 가능한 한 스스로 건강을 유지하려고 노력하는 것이다. 그런 환자들은 약 효과도 좋고, 질병의 치유도 빠르다.

현대의학은 진보하고 있다. 의료 및 건강보험 제도도 잘 갖추어져 있다. 그렇지만 이런 어러 보험제도는 단지 건강을 보조해 주는 역할을 하는 것이지 그것이 건강의 척도가 되는 것은 아니다. 건강관리는 환자 자신의 몫인 것이다. 자신의 몸에 맞는 운동을 선택해 주기적으로 꾸준히 함으로써 근육량의 감소를 억제하고 노화를 방지해 나가야 한다. 그렇게 개인들이 스스로 건강 유지를 위해 힘쓰고, 건강 보험 같은 제도가 건강 유지를 위한 보조 역할을 해 나가게 된다면 그것이 이상적인 의료의 방향에 일치가 되리라고 본다.

운동은 건강에 좋은 생활 습관을 만드는 것

아프거나 혹은 다치고 나서야 자신의 몸이 제대로 기능하는 것이 결코 당연한 것이 아님을 깨달았다고 말하는 환자들이 종종 있다.

예를 들어, 우리는 평소에 위를 의식하지 않고 식사를 하거나 군것질을 하면서 위의 소화기능이라든가 역할을 생각하지 않는다. 그러다가 위염이 생기거나 위궤양이 되었을 때에야 그 아픔과 함께 위의 존재를 의식한다.

평소 일상생활 속에서 몸에 이상을 느끼지 못하는 것은 건강하다는 증거일 수 있지만, 다른 측면에서 보면 몸의 이상 증상이 나타날 때까지 눈치 채지 못하고 생활하고 있다고 볼 수도 있다. 그 위험은 나이가 들수록 높아진다.

젊었을 적 나의 관심은 호흡기, 특히 폐암과 천식을 전문적으로 연구했다. 그 당시 왜 폐암이 생기는지, 왜 천식이 낫지 않는지를 알아가는 과정에서 한가지 일반적인 원인이 있다는 것을 알게 되었다. 그것은 나쁜 생활습관과 건강에 대한 자만심입니다.

요금에서야 '성인병' 크게는 '생활 습관병'이라고 불리고 있지만, 당시에는 생활 습관에 대한 의식은 낮고, 심각하게 문제제기하는 의사도 얼마 없었다. 건강에 좋은 생활습관 여부를 체크하는 포인트는 운동, 식사. 마음, 생활 전체의 리듬의 네 가지이다. 특히 중년기에는 운동과 식사에 관심을 가질 필요가 있다.

운동은 자율신경을 안정시킨다

운동을 하면 심장 박동이 빨라지고 땀이 나기 시작한다. 이것이 교감 신경의 기능이다. 운동 후 지친 몸을 복구하는 것은 부교감신경이 한다. 자신의 몸에 맞는 운동을 하면 이 두 신경의 전환이 조화를 이루게 되고, 자율신경의 균형이 좋아진다.

나는 30년 전부터 자율신경의 균형, 호르몬의 분비 안정, 면역기능의 향상 이 세 가지를 안정적으로 유지하는 것이 건강의 기본이라고 주장해 왔다. 이를 위해서는 운동을 하는 것이 매우 효과적이다.

운동은 뼈의 노화도 방지한다

나이를 먹으면 키가 작아진다는 말이 있다. 그것은 뼈가 노화되기 때문이다. 나이가 들면서 운동량이 감소하고 있는 것과도 관계가 있다. 우주 비행사들이 '폐용장해'로 인해 뼈의 노화가 촉진되었다고 하는데 이는 무중력 상태에 있었기 때문이다.

뼈는 중력에 의해 압박을 받으면 이에 견딜 수 있도록 칼슘과 콜라겐 섬유의 양을 늘리게 되는데, 그 결과 뼈가 강해진다. 지상에서 생활하고 있는 사람들은 자연적으로 중력에 의해 뼈에 압박이 가해진다. 여기에 운동을 하면 더 큰 압박을 주게 되어 뼈가 더 강해지게 된다.

중년이 되면 뼈의 노화가 진행되기 쉬우므로 걷기 운동을 통해 뼈

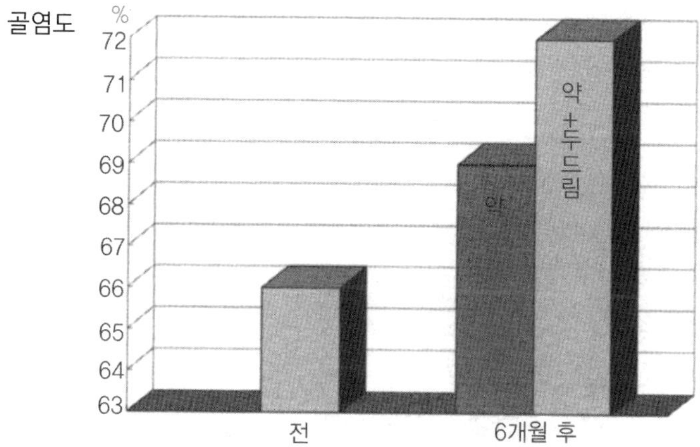

[꾸준히 뼈 두드리기로 인한 골염도의 변화]

를 강하게 해줄 필요가 있다. 하지만 컨디션에 따라 운동할 수 없을 때도 있고, 운동 자체가 부담이 될 수도 있다. 그래서 추천하는 것이 '꾸준히 뼈 두드리기' 이다.

뼈에 적당한 자극이 주어지면 뼈 속의 혈류량이 증가해 영양분이나 산소의 순환이 쉬워진다. 뼈에 적당한 자극을 주는 방법은 매우 간단하다. 자기 자신의 뼈를 가벼운 리듬에 맞춰 골고루 구석구석 두드리는 것이다. 생각이 날 때마다 틈틈이 팔이나 어깨의 일부만 두드려 주어도 좋다. 꾸준히 뼈 두드리기를 한 사람과 하지 않은 사람의 골량 검사를 해 데이터를 비교해 보니 확연히 차이가 있었다는 것이 이미 연구 발표로도 나와 있다. 앞의 도표를 보면 확연히 차이가 있음을 알 수 있다.

꾸준히 뼈 두드리기

뼈에 적당한 자극을 주면 뼈의 강도를 높일 수 있다. 별도로 운동을 할 수 없는 경우에도 틈틈이 해주면 좋다.

운동하는 요령은 다음과 같다.

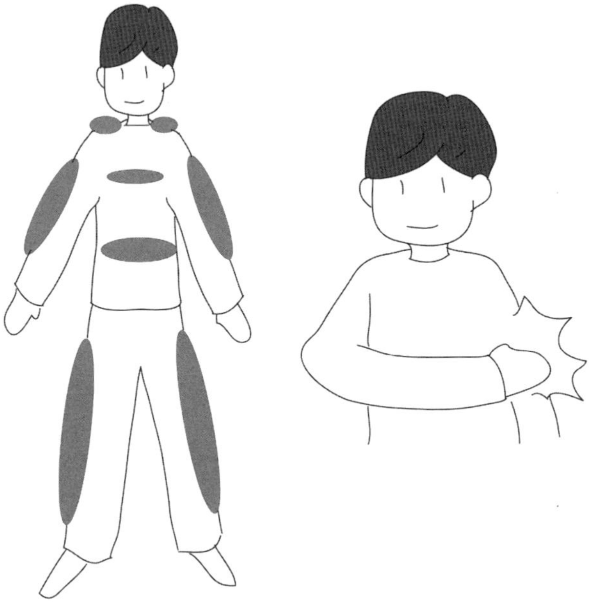

① 주먹을 가볍게 쥐고 머리, 어깨, 팔, 가슴, 허리, 다리의 뼈 부분을 차례로 가벼운 리듬으로 부지런히 두드린다. 선 채로 해도 좋고, 의자나 바닥에 앉은 채로 해도 괜찮다.

② 시간이 있을 경우에는 전신을 골고루 두드려 주면 좋은데, 일하는 틈틈이 약간의 시간이 날 때, 손이 닿는 범위의 뼈 부분을 부지런히 두드려 주면 좋다.

[포인트]

골절되기 쉬운 대퇴골과 팔뚝 부분을 중점적으로 두드린다.

운동을 하면 호흡이 깊어진다

호흡이라고 하면 폐 자체가 수축 팽창하면서 공기가 들어왔다 나갔다하는 이미지가 떠오르겠지만, 그렇지 않다. 횡격막을 중심으로 폐를 둘러싼 호흡 근육(외늑간골, 늑난골간근, 내늑간근, 늑골거근 등)의 신축에 의해 폐에 공기가 들어오고 나가는 것이다.

횡격막 아래에는 장기가 있는데, 숨을 들이쉬어 횡격막을 내리면 횡격막 아래에 있는 내장은 앞으로 밀려나게 된다. 숨을 들이 마실 때 배가 나오는 것은 그 때문이다. 이 횡격막을 충분히 사용하여 호흡을 하는 것이 '복식 호흡'이라 한다.

그 명칭은 호흡을 할 때 배에 공기가 들어가는 것 같이 보이기 때문에 그런 명칭 붙었다고 생각할지 모르지만, 그것이 아니라 횡격막이 내려가면서 내장이 앞으로 밀리기 때문에 마치 배에 공기가 들어

간 것처럼 보일 뿐이다. 그런 의미에서 볼 때, '횡격막 호흡'이라고 부르는 것이 더 정확하다고 본다.

횡격막이 제대로 움직이면 깊고 좋은 호흡을 할 수 있다. 그런데 운동량이 감소하면 호흡이 얕아지게 됩니다. 그것은 몸을 움직이지 않게 되면 가슴이 딱딱해져서 횡격막을 움직이기 힘들어지고, 충분히 숨을 들이 마실 수 없기 때문이다. 운동을 함으로써 가슴을 부드럽게 해 횡격막을 움직이기 쉽게 유지하는 것이 중요하다.

흉곽이 부드러운지 딱딱한지를 아는 방법은 간단하다. 명치 부근을 줄자로 감고 숨을 들이 마신 것과 뱉어 냈을 때의 차이를 측정하면 된다. 그 차이가 4 ~ 5cm 된다면 가슴이 유연하고 횡격막 호흡을 제대로 할 수 있다. 그 차이가 3 ~ 4cm라면 조금 가슴이 딱딱해 다소 호흡이 얕아지며, 차이가 3cm 이하라면 가슴이 굳어 있어 호흡하는데 답답함을 느끼게 된다. 가슴을 부드럽게 하여 횡격막이 운동하기 좋게 하면 깊고 좋은 호흡을 할 수 있게 된다. 호흡을 좋고 쉽게 할 수 있는 운동을 소개한다.

흉곽 완화 운동

이 운동법은 상체를 움직여 가슴을 부드럽게 하는 운동이다. 이 운동을 하면 호흡하기가 쉬워지게 된다. 거기에다 복근을 의식한 운동을 결합하면 횡격막의 움직임을 자극할 수 있어 좋다.

이 운동법은 아래와 같다.

① 다리를 어깨 넓이로 벌리고 선다.

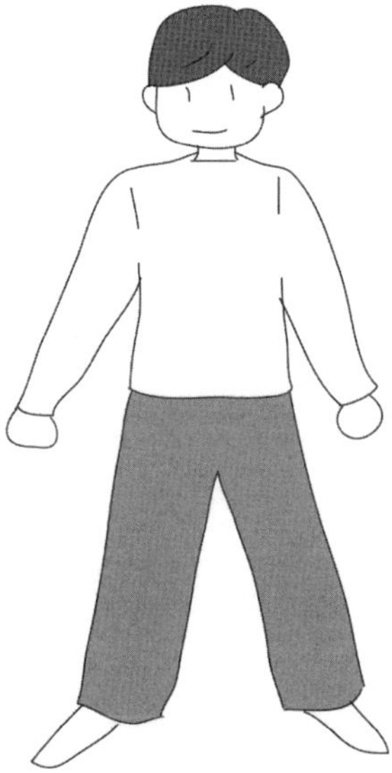

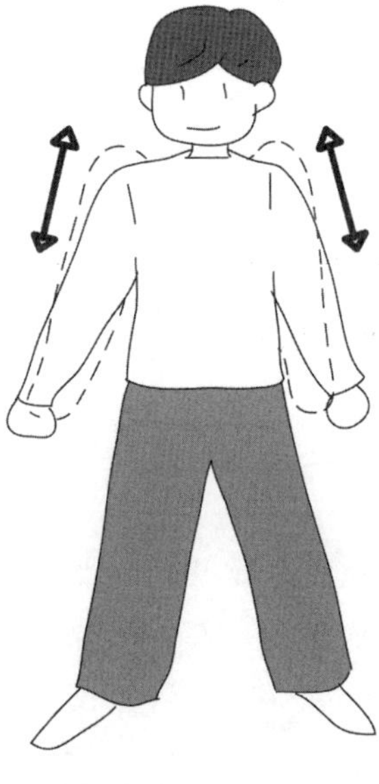

② 어깨를 올리고 내리기를 10회 정도 반복 한다.

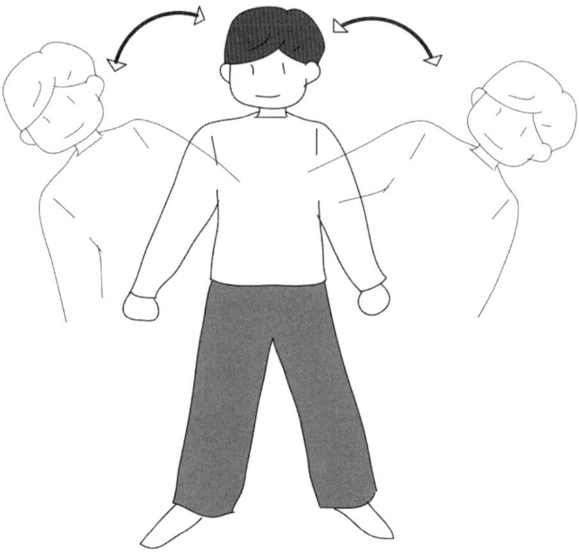

③ 앞을 향한 자세에서 상체를 왼쪽으로 최대한 늘렸다가 다시 돌아온다.

④ 이번에는 상체를 오른쪽으로 최대한 늘렸다가 다시 돌아온다.

⑤ 이 운동을 교대로 10회씩 반복한다.

⑥ ①의 자세로 3초 간 숨을 들이쉬고 9초 간 내쉬는데, 숨을 내쉴 때 "하, 하, 하……" 하고 복근을 통해 쏟아낸다는 느낌으로 한다. 복근이 등에 닿는다는 느낌으로 뱉어 낸다.

[포인트]

숨을 들이쉴 때는 가급적 배를 부풀리고, 내쉴 때는 가능한 한 배를 등쪽으로 끌어당긴다.

몸에 맞는 운동은 좋은 수면으로 연결된다

중년 환자들 중에는 이불을 덮고 누워도 푹 잠이 들지 않는다든가, 아침 일찍 잠이 깨 버려 수면 시간이 짧아졌다고 상담하는 경우가 있다. 이는 낮에 하는 운동과 밀접하게 관계되어 있다.

수가 많지는 않지만 중노년들 중에도 잠을 잘 자는 사람들이 있다. 그런 사람들은 공통적으로 운동하는 습관을 가지고 있다, 또 일을 하면서도 몸을 잘 사용할 줄 안다.

운동을 하게 되면 혈액순환이 잘되어 몸 전체에 산소와 영양분이 골고루 공급되고, 모든 장기의 활동이 활발해진다. 운동을 함으로서 온몸에 적당한 피로감을 주면 밤에 질 좋은 수면을 할 수 있는 것이다. '잘 먹고, 잘 싸고, 잘 자고' 라는 말이 있는데, 특히 좋은 수면은 낮 동안에 하는 활동과 연관된다. 즉 낮 동안의 좋은 운동은 밤의 좋은 수면으로 연결되는 것이다.

나이를 먹으면 낮에 특별한 운동이나 활동을 하지 않기 때문에 잠도 그다지 필요치 않다고 하는 환자가 있다. 그러나 그건 그렇지 않다. 오히려 정반대이다. 좋은 수면과 좋은 운동이라고 하는 사이클은 중년이 되어서도 건강의 기본이 된다는 걸 알아 둘 필요가 있다.

낮의 활동에 피로를 느끼는 것은 노폐물로 인해 체액이 산성화되고 세포가 활력을 잃게 되기 때문이다. 그 피로를 풀어 맑고 가볍게 해주는 것이 잠이라는 피로회복제이다. 잠을 제대로 못자고 지친 상태로 방치해 두면 약한 체질이 되어 간다.

잠은 피로 회복뿐만 아니라 건강에 좋은 여러 가지 효과가 많다. 수면 중에는 낮 동안 높은 혈압으로 인해 상처 입은 혈관이 복구되고 강화된다. 영양 흡수도 낮보다 밤에, 특히 자고 있는 시간에 활발해진다. 피부의 세포 대사도 밤 사이에 이루어진다.

부교감신경도 잠자는 시간에 활발해져 긴장되었던 심신을 풀어 준다. 체내에 침입한 병원균이나 암세포 등을 제거하는 면역기능이 높아지는 것도 잠 잘 때이다. 아플 때 잠을 푹 자도록 하는 것도 위와 같은 이유 때문이다. 자라나는 아이들에게 중요할 뿐만 아니라 노화를 막기 위해서도 필요한 성장 호르몬은 수면 중에 활발하게 분비된다는 것은 전술한 바와 같다. 잠은 나이에 상관없는 건강의 가장 기본 요소인 것이다.

[[칼 럼]]

수면을 방해하는 코골이, 무호흡증후군의 원인

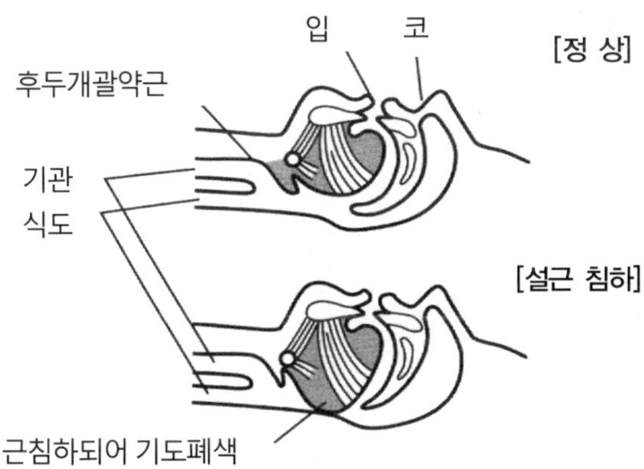

설근부가 정상인 그림(상)과 침하된 그림(하)

비강, 구강, 인두 중 하나에만 이상이 생겨도 코를 곪기 쉽다. 그렇지만 나는 특히 설근(舌筋, 혀근육) 그룹에 주목하고 있다. 턱을 위로 쳐들고 자게 되면 목 근육이 처지고 혀가 뒤로 가라앉는다(설근 침하). 그래도 기도를 막지 않는 것은 설근군이 혀를 들고 있기 때문이다.

그런데 이 설근에 지방이 축적되면 혀를 들어 올리는 근력이 약해지고 기도가 좁아지기 때문에 코를 곯게 된다. 또한 상태가 나빠지면, 수면무호흡증후군도 생기게 된다.

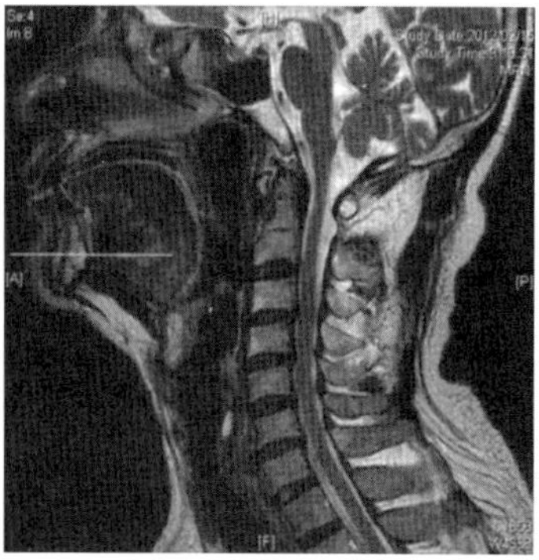

지방 축적 설근군

혀의 흰색 부분이 지방. 목 뒤쪽에도 지방이 보인다. 이런 상태인 사람은 수면무호흡증후군이 되기 쉽다.

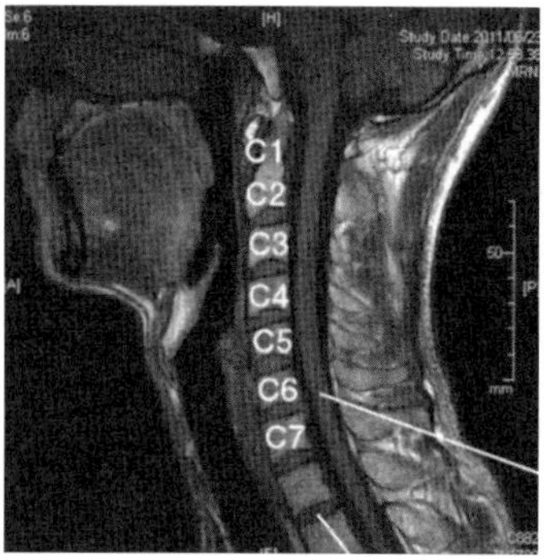

정상 설근군

혀와 목 뒤쪽에 불필요한 지방이 보이지 않는다.

C1에서 C7까지가 경추이며, 디스크에 걸리기 쉬운 부분이 C4에서 C6다. 그것은 이 부분이 턱운동의 영향을 받기 때문이다. 대화 중 고개를 끄덕이는 횟수가 많으면 이 부분에 장애가 나타나기 쉽다.

설근군뿐만 아니라 혀 자체에 지방이 축적되면, 코골이와 수면무호흡증후군이 생긴다. 혀에 지방이 증가하면 혀의 근력이 저하되고, 혀가 무거워지고 점점 혀의 침하가 심해지기 때문이다. 이처럼 혀와 설근군에 지방이 축적되면 코골이와 수면무호흡증후군과 관련이 있다고 하면 마른 사람은 무관할까? 그렇지 않다. 마른 사람의 수면무호흡증후군은 지방이 원인이 아니라 혀 주변의 근육이 어떤 이유로 인해 위축되어 있기 때문에 설근의 침하가 심해지면서 발생한다.

코골이와 수면무호흡증후군을 방지하려면 그의 원인인 지방 축적, 설근군의 위축을 해소해야 한다. 그를 위해 꼭 추천하고 싶은 것이 노래 부르기이다. 이는 제가 저술한 "의사가 추천하는 엔카 요법"에 자세히 설명하고 있다. 노래방에서 즐겁게 노래하는 것만으로도 지방의 대사가 촉진 되며 설근이 훈련된다. 코골이와 수면무호흡증후군이 걱정된다면 꼭 시험해 보기 바란다. 수면의 질도 좋아질 것이다.

유산소 운동은 중년기 운동의 기본

중노년기에 적합한 운동의 기본은 호흡이나 맥박을 크게 흐트러트리지 않는 유산소 운동이다. 숨을 멈추고, 순발력을 내는 무산소 운동은 혈압을 높여 심장에 부담이 되므로 나이가 들수록 장시간에 걸쳐 할 만한 운동이 아니다.

골프는 그렇게 격렬한 운동은 아니지만, 동맥경화가 있는 사람에게는 권할 만한 운동이 아니다. 넓은 잔디밭을 걷는 것은 좋은 운동임에 틀림없다. 그러나 샷을 하는 과정 즉 클럽을 움직여 볼을 치는 순간 숨을 멈추고 하는 무산소 운동이 된다. 샷의 횟수가 많아질수록 혈압과 심장에 영향을 주게 된다. 실제로 골프장에서 쓰러지는 사람의 대부분은 협심증이나 심근경색으로 인해서이다.

한때 건강의 대명사처럼 여겼던 조깅도 반드시 좋다고는 할 수 없다. 심폐기능에 지나치게 부담을 주기 때문이다. 조깅을 할 때 특히 초보자는 빨리 걷기부터 시작해야 한다. 1분간의 심박수가 90 이하가 되도록 해야 하며, 어느 정도 익숙해졌어도 120 이하가 되게 해야 한다.

자전거는 중노년의 유산소 운동에 매우 적합한 기구이다. 가능하다면 매일 타는 것이 좋고, 적어도 일주일에 세 번 정도는 신호등이 적은 곳, 비둘기 등의 조류 배설물이 없는 곳을 골라 타는 것이 좋다.

수영도 중노년의 몸에 좋은 운동이다. 혈압이나 심장이 불안한 사람은 수영이 아닌 물속을 걷는 것만으로도 충분한 운동이 된다. 수영을 하면 물의 차가움이 피부를 자극하여 자율신경을 균형 있게 조절하는 등의 효과도 기대할 수 있다.

산책이나 자전거 타기, 수영 같은 운동이 좋다고는 하지만 대부분

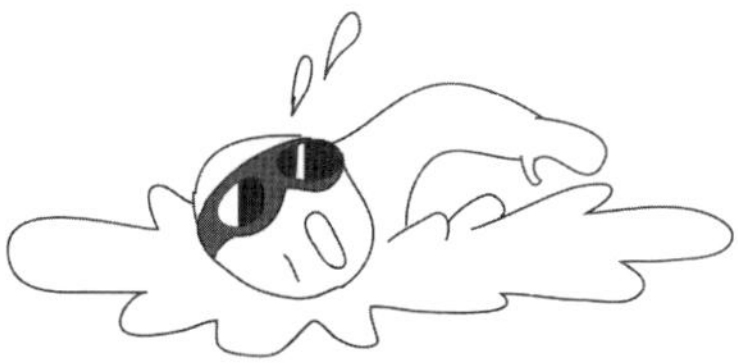

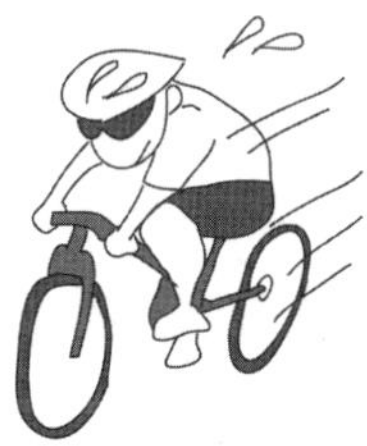

* 운동을 혼자 하게 되면 계속하기가 힘들다.

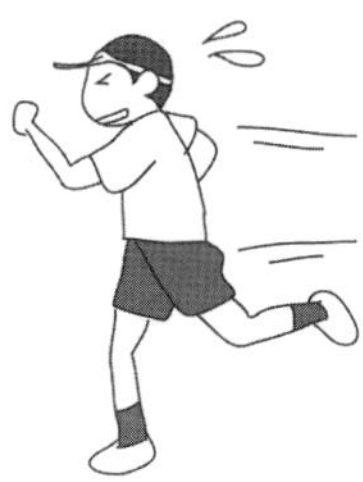

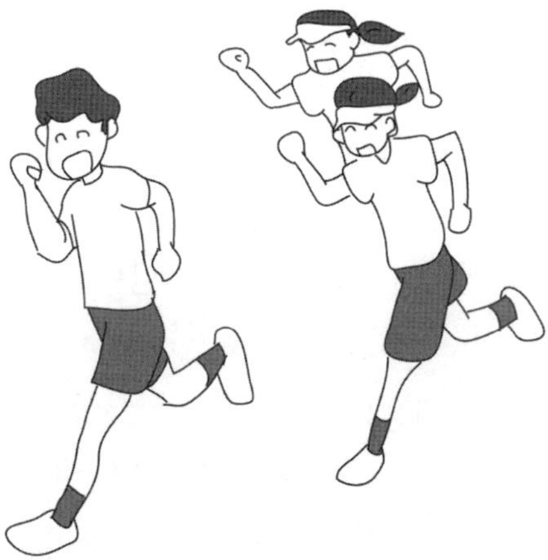

* 동료를 만들어 함께 즐기면서 하는 것이 좋다.

혼자서 하기 때문에 지속적으로 하기 어렵다는 단점이 있다. 조깅을 시작했다가도 작심삼일로 끝나 버리는 사람이 많다. 그것은 혼자 하기 때문에 조깅의 즐거움을 맛보기 전 실증이 나기 때문이다. 꾸준히 하려면 동료를 만들어 함께 즐기면서 하는 것이 좋다.

중국에 가면 이른 아침 공원에 중노년들이 모여 태극권과 기공을 하고 있는 광경을 볼 수 있다. 천천히 몸을 움직이는 태극권이나 기공은 유산소 운동인데 동료와 함께 하기 때문에 매일 계속할 수 있는 것이다.

운동을 지속적으로 하면서 정기적으로 체력 측정, 기초 질환(고혈압, 당뇨병, 호흡기 질환, 빈혈 등) 검사를 하는 것도 중요하다.

운동을 통해서 몸에 힘이 붙고 좋아지면 자신의 몸 상태를 알 수 있게 된다. 만약 어떤 기초 질환이 있다면 담당 의사와 상담해 가면서 자신의 몸 상태에 맞추어 운동을 하도록 한다.

산소의 소비량이 급격히 증가하는 운동은 피한다

의학계에서 생물의 수명은 산소 소비량으로 결정된다는 '산소수명 결정설'이 주목 받은 적이 있다. 코끼리는 수명이 길지만 쥐와 다람쥐 같은 작은 동물은 극히 수명이 짧다. 왜 몸이 작은 동물이 단명하는가 하면 몸의 크기에 비해 산소의 소비량이 많기 때문이다. 체중 1g 당 산소 소비량을 비교해 보면 코끼리보다 쥐가 훨씬 많다는 것이다.

동물의 성격도 관계가 있다. 코끼리는 느긋한 반면, 쥐는 항상 히스테릭하여 그 영향으로 호흡이 빨라져 체격에 비해 산소의 소비량이 많고, 그만큼 활성산소의 발생량도 증가하게 된다.

산소는 생물이 살아가는 데 필수적인 물질이지만, 아이러니하게도 소비할수록 수명을 단축시킨다. 몸에 부담이 큰 운동을 해서 갑자기 산소 소비량이 많아지면 활성산소의 발생량도 증가하게 되어 세포의 산화를 가속시킴으로써 노화를 앞당긴다.

대체로 스포츠 선수들이 장수하지 못하는 경향이 있는데 이와 연관이 있는 것이 아닌가 하는 생각이 든다.

여기에는 스포츠 선수들의 심장의 특징과도 관계가 있는 것 같다. 스포츠 선수의 심장은 보통 사람보다는 아무래도 부하가 걸리기 때문에 심장이 커지는 경향이 있다. 스포츠 선수들이 전성기에는 격렬한 운동을 한다 해도 순환의 균형이 잡혀 있지만, 은퇴 후 운동을 하지 않게 되면 비대해진 심장과 순환의 균형에 변화가 생겨 몸에 이상이 올 수 있는 것이다.

이와 같은 사례를 보더라도 중노년의 몸은 산소의 소비량이 급격히 높아지지 않으면서 심장에 자극도 적게 주는 가벼운 운동이 적합하다고 할 수 있다.

건강한 자신을 생각하면서 운동하기

나이가 들면서 노쇠해져 가는 몸에 불안을 느끼고 무엇이든 당장 해야겠다는 생각에서 운동을 시작하는 사람들이 있다. 하지만 그런 사람들을 잘 관찰해 보면 운동을 하면서 즐거워하지 않는다. 그런 사람들은 단시간에 운동 효과가 나타나지 않으면 금방 그만 두는 것을 보게 된다.

운동은 꾸준히 즐기면서 해야 한다. 이 책에서 운동 명칭을 '바퀴벌레 삼바' 라든가 '이소룡 운동' 같이 재미있는 이름을 붙이게 된 것도 이런 이유에서이다.

또 하나는 건강한 자신의 모습을 생각하면서 운동하는 것이다. 패션모델은 패션쇼에서 걷는 자신의 멋진 모습을 생각하도록 교육받는다. 발레리나는 무대에서 연기하는 자신의 모습을 생각하면서 연습을 한다. 보디빌더가 거울을 향해 포즈를 취하는 것은 자기만족을 위해서가 아니다. 자신의 모습을 보면서 어떤 근육을 더 키워야 할지 혹은 어디를 더 빼야 할지를 생각하고 있는 것이다.

중노년들이 운동을 하는 것은 언제까지나 아프지 않고 자유롭게 걸을 수 있는 건강한 삶을 위해서이다. 그렇기 때문에 건강한 자신을 생각하면서 운동을 하면 좋다. 그렇게 하게 된다면 이를 통한 운동 효과는 수십 배가 될 것이라고 생각한다. 그것은 어떠한 생각을 하고 있는가에 따라 분비되는 뇌 내의 호르몬 종류가 달라지기 때문이다. 긍정적 이미지를 떠올리며 운동을 하면 뇌의 호르몬이 자율신경의 밸런스를 정돈해 면역력과 자연 치유력이 높아져 쉽게 병에 걸리지 않는다.

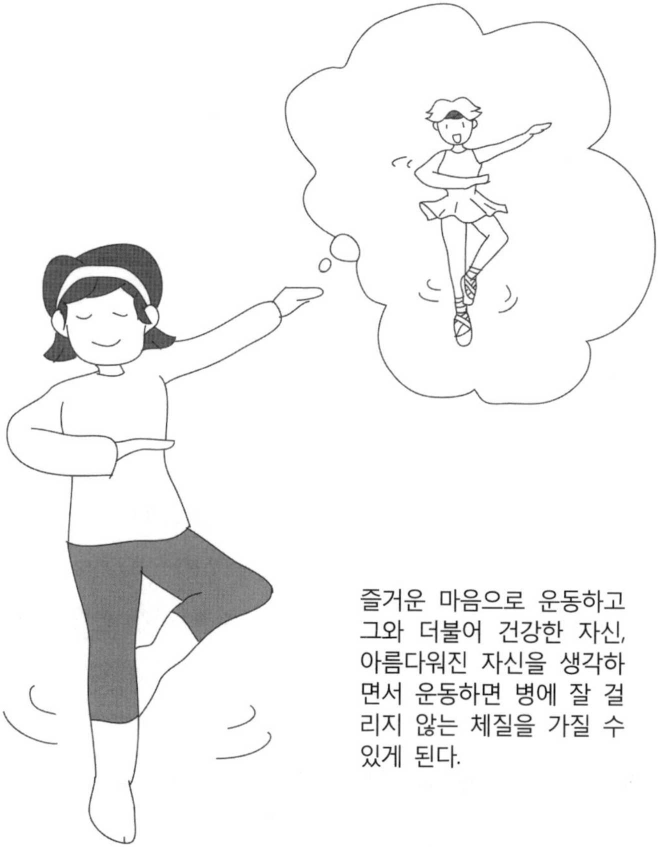

즐거운 마음으로 운동하고 그와 더불어 건강한 자신, 아름다워진 자신을 생각하면서 운동하면 병에 잘 걸리지 않는 체질을 가질 수 있게 된다.

몸의 움직임을 좋아지게 하는 다섯 가지 습관

나는 강연을 할 때면 중노년들의 몸 움직임을 좋아지게 하는 다섯 가지 습관에 대해 말한다.

① 하루 1～2분 이상 정리운동 하기

진료실에서 매일 환자를 접하다 보면 현대인의 운동 부족을 통감하게 된다. 운동은 근육을 단련하는 것은 물론, 많은 건강 효과가 있다는 것을 언급했는데, 그걸 모른 채 건강한 삶을 살고자 하는 건 과욕이다. 하루에 1분 내지 2분 이상 정리운동을 하는 것만으로도 충분히 건강 효과를 기대할 수 있다. 1~2 분이라면 조금만 신경 쓰면 무리 없이 매일 계속 할 수 있을 것이다. 자기가 좋아하는 자기만의 운동도 상관없지만, 여기에서 소개한 중노년의 몸에 맞는 운동이면 더욱 효과적으로 단련할 수 있을 것이다.

② 아침에 일어날 때 이불 속에서 손발을 움직여 자극하기

잠에서 깨어나 이불을 빠져 나오기 전에 손과 손, 발과 발을 모아서 비벼 준다. 손발을 자극하여 교감신경을 깨우는 것이다.

나이가 들면서 한밤중이나 아침에 화장실에 자주 가게 되는데. 그때 화장실에서 쓰러지는 수가 있다. 그런 경우 대부분은 심장과 뇌혈관 질환이 원인이다. 수면 중의 몸은 휴식 형의 부교감신경에 의해 지배되고 있어서, 갑자기 일어날 때 당황한 교감신경이 급격히 혈압을 상승시키고 심장 등에 추가 부담을 주기 때문인 것이다. 그럴 때는 단번에 일어나려고 하지 말고, 반드시 손발을 자극하는 운동을 하는 것이 중요하다.

③ 기상 후 느긋한 움직임으로 몸 풀어 주기

아침에 눈을 뜨고 일어나도 몸의 절반 정도는 잠든 상태이다. 그 몸에 기운을 넣어 주면 하루를 기분 좋게 보낼 수 있다. 처음에는 팔다리를 움직인다. 그 다음 양 손을 마주잡고 힘을 주었다 뺐다를 반복하고, 다리에 힘을 주었다 뺐다를 반복하고, 다음에는 몸의 근육을 이완시키는 동작, 즉 상체를 앞으로 숙이거나 허리 돌리기 등을 해준다. 이것만으로도 전신에 혈류의 흐름이 좋아지고, 온몸의 근육과 관절 힘줄도 부드러워지며, 머리도 깔끔해져 상쾌한 기분으로 하루를 시작 할 수 있을 것이다.

동양의학에서는 혈액 외에 기(氣)라는 눈에 보이지 않는 에너지가 온몸을 둘러싸고 있다고 본다. 기공과 태극권은 기의 흐름을 좋게 하는 체조이다. 중국 관련 사진이나 실제 중국에 가서 보게 되면, 아침마다 공원에 많은 사람들이 모여 체조를 하고 있는 것을 볼 수 있다. 간단한 기체조 같은 것을 마스터해 상쾌한 아침 공기를 마시며 건강한 기를 끌어내 보면 좋을 것이다.

④ 발 지압 마사지로 잘 걸을 수 있는 몸 만들기

'노화는 다리에서부터' 라고 하는 말이 있다. 하지만 아침저녁으로 다리를 정성껏 마사지해 주면 건강하게 걸을 수 있는 몸 만들기에 도움이 된다. 다리를 정성껏 마사지해 주면 혈액순환이 좋아져 신진대사가 촉진되어 발 세포의 노화를 막아 준다.

무릎 위 3센티까지는 심장의 펌핑만으로도 혈액순환이 되지만 그 아랫부분은 혈류가 나빠지기 쉽기 때문에 마사지나 자극을 주면 좋다. 특히 발바닥은 전신의 경혈이 밀집해 있기 때문에 천천히 골고루 마사지해 주도록 한다. 발가락과 손가락을 끼고 악수하는 형태로 빙빙 돌려주면 좋다.

주먹을 가볍게 쥐고 발바닥을 두드리는 것도 좋다.

⑤ 발에 맞는 신발을 선택

신발에 신경 쓰는 의사는 많지 않지만, 자신의 발에 맞는 신발을 신을 것을 권한다. 발에 맞지 않는 신발을 신게 되면 걷는 자세가 나빠지게 되고, 그로 인해 척추의 균형이 무너져 요통 등을 일으키는 원인이 된다. 운동의 기본인 걷기가 중요하기 때문에 신발 선택은 매우 중요하다.

⑥ 눈과 귀 건강에 주의하기

중노년이 되면 내장의 건강에는 신경을 쓰면서 눈이나 귀는 '나이가 먹어서 그런가보다' 하며 이상이 있어도 그다지 신경을 쓰지 않는다. 그러나 귀나 눈의 기능이 저하되면 몸의 움직임도 나빠지므로 신경을 써야 된다. 사물이 잘 보이지 않거나, 귀가 울리거나 하는 것은 노화의 징조이므로 그런 증세가 나타나면 빨리 검사를 받도록 한다.

⑦ 목욕은 매일 하기

건강에 대한 자만 이른바 생활 습관병은 대부분 불규칙한 생활에 기인한다. 즉 과로, 수면 부족, 감기, 스트레스, 불결 이 여섯 가지에 원인이 있다고 보는 것이다. 건강하고 활력 있는 몸을 만들기 위해서는 이러한 생활습관을 개선하는 것이 매우 중요하다.

그 한 예로 불결에 대해 말하자면, 하루를 보낸 우리 몸에는 다양한 질병의 근원이 되는 병원균이 무수히 붙어 있다. 이는 목욕을 함으로써 씻어 낼 수 있다.

목욕을 하고 몸이 따뜻해지면 혈액순환이 좋아져 신진 대사가 활발해지고 세포 하나하나에 힘이 생긴다. 따뜻한 물에 느긋하게 몸을 담그면 신경이 이완되어 심신의 긴장이 풀리고 스트레스 해소에도 도움이 된다. 목욕 마지막에 차가운 물에 다리를 넣게 되면 자율신경이 자극되어 교감신경과 부교감신경의 균형에 도움이 된다. 온몸에 찬물을 뿌리는 사람도 있는데, 고령자의 경우 심장에 부담을 줄 수 있으므로 냉수마찰은 다리만하는 것이 좋다.

⑧ 자기 전에 양치질하기

우리는 음식을 섭취함으로써 영양을 흡수하고 있다. 몸에 가장 중요한 소화 흡수의 시작은 치아에서부터 시작합니다. 치아가 나빠지면 위에 부담이 되고 부드러운 소화 흡수를 할 수 없습니다. 치아의 교합이 좋지 않은 상태가 되면 근육과 뼈의 균형이 무너져 몸 전체에 악영향이 나타나는 것으로 밝혀지고 있다.

무엇보다 치아 상태가 나쁘면 먹는 재미가 반감한다. 건강한 치아를 위해서는 양치질이 필수이다. 특히 밤에 양치질하는 것이 중요하다. 양치질도 입을 청결하게 유지하기 위해 반드시 해야 합니다. 특히 수면 전 양치질은 입안의 세균을 감소시키고 감기를 예방한다.

최근 연구에서 밝혀진 것이 있다. 알코올의 대사산물인 아세트알데히드는 발암 물질이지만, 입안에 알코올을 분해하여 아세트알데히드를 생성하는 박테리아가 서식하고 있다. 술을 마시고 그대로 자면 입안에 남아있는 알코올이 분해되어 아세트알데히드가 침 속에 쌓이는데, 이 침을 삼키는 경우 식도암이나 위암의 원인이 될 수 있다. 그러므로 특히 술을 마신 경우에는 자기 전에 양치질을 꼭 하는 습관을 기르도록 한다.

⑨ 아침 한 잔의 물 마시기

아침에 눈을 뜬 직후에는 위도 아직 잠에서 깨지 않은 상태라서 식욕이 없다. 따라서 이때 신선한 물을 한잔 마셔 주면 하룻밤 동안 위에 고여 있던 낡은 위액을 씻어내고, 위장운동을 자극해 줌으로써 식욕을 증진시킨다. 위가 자극되면 대장의 움직임도 활발해지고 배변이 원활하게 된다. 일어나자마자 마시는 단 한 잔의 물로 식욕과 쾌변의 효과를 볼 수 있다. 아침부터 위장의 움직임이 좋아지면, 몸의 움직임도 좋아진다.

⑩ 매일 배변 보는 습관 기르기

매일 아침 점심 저녁으로 식사를 하듯이 배변도 먹은 만큼 하는 것이 좋다. 최소 하루에 한 번, 가능하면 같은 시간에 배변하는 습관을 가지는 것이 좋다.

⑪ 좋아하는 음식은 40퍼센트 피하기

'편식은 나쁜 거니까 편식하지 말아야지' 라는 생각이 좋아하는 음식만 먹게 되는 기형적 식습관을 낳는 경우가 많다. 이를 방지하려면 매끼마다 좋아하는 음식은 40%가 되지 않도록 유의하면 균형 있게 먹을 수 있게 된다.

⑫ 하루에 한번 정신 집중할 수 있는 시간 갖기

몸의 움직임을 잘하려면 심신의 균형이 중요하다. 심신의 균형을 이루려면 몸에 대한 관심과 동시에 마음의 케어도 필요하다. 하루에 한 번, 10분에서 20분, 마음을 가라앉히고 정신을 집중하는 시간을 갖게 되면 스트레스가 풀리고 심신의 불균형 해소에도 도움이 된다.

⑬ 사교생활 하기

사람과의 만남은 마음을 즐겁게 하고 뇌 세포에 자극을 준다. 나이가 들면서 뇌 세포가 줄어드는 것은 막을 수 없지만, 뇌는 쓰면 쓸수록 뇌 세포가 활성화되어 뇌의 노화 속도를 억제할 수 있다.

게다가 사람과의 만남은 몸을 움직이게 만든다. 약속 장소에 가기 위해 걷고, 물건을 들고, 서거나 앉으며, 이 외에도 만남을 즐기는 동안 자연스럽게 몸을 움직이게 되는 것이다.

진료실에서 살펴보면 사람 만나는 걸 싫어하고 취미 활동도 하지 않는 사람은 그렇지 않은 사람보다 빨리 늙어가는 경향이 있다. 미국 캘리포니아 대학에서 조사한 바에 의하면 고독한 생활을 하는 사람군의 사망률은 사교적인 생활을 하는 사람군의 세 배에 이른다고 한다. 역시 인간은 친구를 필요로 하는 동물인 것 같다. 취미는 사람을 사회화하고 친구를 늘리는 데 도움이 된다.

⑭ 저녁식사는 적당히 하며 수면 3시간 전에 끝마치기

저녁 식사는 가급적 취침 3시간 전에 마치고 이후에는 먹지 않도록 하는 게 좋다. 위에 음식을 남겨두고 자면 그것이 위 바닥에 쌓여 염증을 만드는 원인이 되기 때문이다. 위 바닥은 염증이 가장 많은 곳으로, 위암이 발생하기 쉬운 곳이다.

⑮ 생활 리듬 안정시키기

우리 몸에는 '체내 시계'가 돌아가고 있어 식사시간이 되면 배가 고프고, 밤이 되면 잠이 오고, 아침이 되면 깨어난다. 이 자연의 시계가 새기는 리듬은 운동과 휴식, 각성과 수면, 굶주림과 식사 등에 관련된 생활 리듬과 낮과 밤, 밝음과 어두음, 날씨 등에 관한 환경 리듬이 있다. 이 리듬에 맞춰 생활하게 되면 컨디션이 안정되고, 리듬을 벗어나면 컨디션이 불안정해진다. 특히 중노년이 되어 이 리듬에서 어긋나게 되면 컨디션을 회복하는 데 시간이 걸린다. 체내 시계의 리듬에 맞춰 생활하는 것이 매우 중요하다.

Chapter V

중노년의 몸 안에서 일어나고 있는 일

(고도의 영상 진단으로 판명된 유출현상)

최근 첨단 의료기기의 진화는 눈이 휘둥그레질 정도이다. 그 중에서도 특히 영상 진단이 비약적으로 발전되어 검사뿐 아니라 치료 환경도 크게 바뀌어 왔다. 물론, 고급 의료기기일수록 고액이며, 그것을 사용하는 소프트웨어와 인력, 장비의 유지 보수에 엄청난 비용이 드는 것도 사실이다. 그럼에도 불구하고 나는 의료기기의 화질에 매우 강한 집착을 가지고 있다. 이미지의 질이 높을수록 진단의 정확도가 향상되고, 정확한 치료가 가능하기 때문이다.

사실 여기에는 내가 그림 그리는 것을 좋아한 것도 관계가 있다고 생각한다. 나는 학창시절부터 트로트를 부르는 것을 좋아해 "엔카 요법"이라는 노래 건강법을 치료에 활용하고 있다. 노래와 함께 좋아하는 것이 그리는 것이다. 어릴 때부터 그림 그리기에 관심이 있었고 지금도 유화를 그리고 있으며, 요즘은 서예에도 관심이 생겨 노력하고 있다. 그런 나는 화상 진단을 할 때 의학적 관점에서 보는 것은 물론, 회화적 관점에서도 보고 있다.

이것에 신경 쓰게 된 것은 최근이지만, 이전부터 영상 진단에 익숙한 숙련된 의사들도 대부분 놓치는 것들이 내 눈에는 들어오는 경우가 자주 있었다. 그 중에서도 특히 주목하고 있는 것이 노화와 함께 일어나는 '유출' 현상이다.

중노년기가 되면 몸에서는 이런저런 노화현상이 일어난다. 내가 영상진단을 하면서 주목하게 된 것은 뼈에서 칼슘이, 근육으로부터 단백질(아미노산)이, 피부화 피하조직으로부터 콜라겐(아미노산)이 유출되는 현상이다. '유출'이라는 표현은 내가 사용하는 표현이며,

일반적으로는 '준다'거나 '감소'한다고 할 것이다. 그러나 이 현상은 '유출'이라는 표현이 정확하다.

① 근육에서 단백질, 아미노산이 유출된다

단백질은 근육의 주된 구성 요소이기 때문에 이것들이 '유출'되면 근육량이 감소하고 근력도 저하된다. 예를 들어 정맥의 근육에 이 현상이 발생하면 동맥의 근육에서 일어나는 것보다 혈류가 나빠진다.

동맥의 경우는 몸의 상체 쪽에 있는 심장의 펌프 작용과 동맥의 근육의 작용으로 혈액을 전신에 보낸다. 한편, 정맥의 경우는 심장보다 낮은 곳에 위치하고 있을 뿐 아니라 중력에 역행하는 방향으로 혈액을 보내고 있다. 그런 작업을 맡고 있는 것은 정맥 근육뿐이다.

이 근육량의 감소는 그대로 혈류의 악화로 이어져서 정맥혹이나 정맥염이 되는 것이다. 혈류가 나빠지면 혈액의 때와 오물이 혈관 내에 쌓이기 쉽다. (나는 이것을 '미라 물질(SM 물질)'이라고 부르고 있다.) 이것이 혈액 덩어리인 혈전과 합쳐지면, 뇌경색이나 심근경색의 원인이 된다.

심근에서 '유출' 현상이 일어나고 근육량이 감소하면 심장 확장장애가 발생하기 쉽다. 내장의 근육에서도 '유출' 현상이 일어나고 있다. 그 결과 내장이 위축되면 기능이 저하된다. 예를 들어 신장이 위축되면 신부전, 췌장이 위축되면 당뇨병, 뇌가 위축되면 노인성 치매, 대장이 위축되면 대장게실염 같은 큰 병으로 연결된다.

순환기계에도 동맥벽이 위축되면 동맥혹이, 정맥벽이 위축되면 정맥혹이 생긴다. 그런데 운동을 하게 되면 이런 '유출' 현상을 억제할 수 있는 것이다.

② 피부와 피하 조직에서 콜라겐이 유출된다

콜라겐은 아미노산이 사슬 모양으로 연결된 단백질의 하나로, 몸 전체 단백질의 30퍼센트를 차지하고 있다. 이는 몸의 결합 조직의 주성분이며, 피부에 많이 모여 있다.

콜라겐은 나이를 먹을수록 유출되기 때문에 피부에 주름이 많아지는 것이다. 그것을 방지하려면 비타민 C를 충분히 섭취하고 섭취한 비타민 C가 부서지지 않게 하는 것이 중요하다. 그것은 아미노산 사슬의 연결에는 대량의 비타민 C가 필요하기 때문이다.

콜라겐이 아무리 풍부하더라도 비타민 C가 부족하면 피부에서 콜라겐이 유출되어 주름이 많아진다. 따라서 비타민 C를 충분히 섭취하는 것이 결과적으로 콜라겐이 '유출'되는 것을 방지하는 것이다. 비타민 C가 부서지기 쉽다는 것은 잘 알려져 있으며, 그 원인 중 가장 큰 것이 담배이다.

내가 '금연 외래' 진료를 적극적으로 행하고 있는 이유 중 하나가 여기에 있다. 담배를 피우느냐 안 피우느냐에 따라 달라진다. 이러한 사실을 잘 보여주는 유명해진 사진이 있다. 일란성 쌍둥이 자매의 사진인데, 한 사람은 골초이며, 다른 한 사람은 담배를 피우지 않는다. 그 결과를 보면 일란성 쌍둥이이면서도 두 사람의 주름의 수와 피부의 느낌은 전혀 다르다.

③ 뼈에서 칼슘이 유출된다

뼈에서 칼슘은 가장 중요한 요소이며, 이것이 유출되기 시작하면, 순식간에 뼈가 약해져서 골절되기 쉬운 상태가 된다. 뼈는 뼈 속에 포함된 칼슘으로 인해 탄력성과 강도를 유지한다. 일정한 양의 뼈에 포함된 칼슘과 마그네슘 등의 미네랄 성분을 골량 또는 골밀도라고 부르며, 이것이 남녀 모두 30대 후반을 정점으로 감소하기 시작한다. 이것은 그 시기에 뼈에서 칼슘이 유출되기 때문이다.

새로운 뼈를 만드는 경우, 오래된 뼈 속에 포함되어 있던 칼슘과 마그네슘 등의 미네랄을 사용한다. 새로운 뼈는 이미 미네랄을 재사용하고 있다. 그런데 칼슘이 새기 시작했다면 재사용 할 칼슘이 적기 때문에 새로운 뼈는 오래된 뼈에 비해 칼슘이 적게 되어 버린다. 그것이 반복되다 보면 뼈가 점점 약해지게 되고 조금의 충격에도 골절되기 쉬어지는 것이다. 이것이 골다공증이다. 지금까지 이야기한 것처럼 운동을 통해 뼈에 적당한 부하를 주면 칼슘의 유출 감소를 완화할 수 있다.

[[칼 럼]]

뼈에서 빠진 칼슘은 혈류장애나 결석의 원인이 된다

뼈에서 빠진 칼슘이 모세혈관을 막히게 할 수 있다. 모세혈관을 막히게 하지 않아도 그대로 혈관 속을 흘러 혈관 벽에 붙어 동맥경화나 정맥경화의 원인이 될 수 있다.

또한 신장이나 담낭, 담관, 신장, 요관에 붙어 '돌'을 만들 수도 있다. 이런 식으로 진행되지 않는다고 하더라도 혈액에 칼슘이 혼합되면 혈액이 점성을 띠어 질퍽질퍽하게 되며, 혈액의 흐름에 방해를 준다.

만약 이때 피곤과 스트레스가 겹치게 되면 혈액이 산성화되어 엎친 데 덮친 격으로 혈류가 멈추는 경우도 있다.

장기 사이에 지방이 쌓이면 장기가 위축된다

일반적으로 대사증후군은 신장질환을 일으키는 위험인자라고 알려져 있다. 그러나 이것은 신장 외막과 후복막(복부 후방에 있는 복막) 사이에 지방이 쌓여 두 벽 사이가 단절되는 것이 원인이라고 생각된다. 나는 이것을 영상 진단으로 규명했다. MRI나 CT 스캔의 이미지를 보면 정상적인 신장은 외막과 후복막이 붙어 있고, 막을 통해서 영양분이 이동하는 것을 알 수 있다. (나는 이것을 '장기 간 교통'이라고 부른다.)

그런데 이 두 막 사이에 지방이 쌓여 벽이 두꺼워지면 영양소의 교통이 단절되어 신장이 줄어들어 버린다. 이것을 화면으로 보면 신장 외막과 후복막 사이에 아주 작은 모발처럼 생긴 것이 있는 것을 볼 수 있다. 유사한 현상은 심장과 췌장, 간, 부신 등에서도 인지할 수 있다. 나는 이런 장기와 장기 사이에 있는 지방층을 '팻 패드(fat pad)'라고 부르고 있다. 펫(fat)은 지방, 패드(pad)는 보호대를 의미한다.

'팻 패드'라는 지방층이 장기 주위에 두꺼워지면 장기 간 교류, 주위와의 영양 교환이 어려워지고, 그렇게 되면 그 장기는 위축되어 버린다.

'심장 비대'는 고혈압이나 판막증 등에 의해서 생긴다고 알려져 있지만 심장 주위에 있는 '팻 패드'에 따라 심장이 커질 수 있다. 이것은 매우 중요한 '메타보'의 소견이라고 생각한다. 심장 주위의 지방 패드가 두꺼워지면 매일 매분 매초 쉬지 않고 움직이는 심장의 박동을 방해해 심장이 비대해진다. 이것은 장기적으로 보면 심부전이 될 가능성이 있다.

체내에 지방이 지나치게 증가하면 다양한 염증을 일으킬 수 있다는 것은 의학적으로 밝혀져 있지만, '팻 패드'가 영양의 이동을 방해함으로써 염증 반응이 일어난다는 사실은 알려져 있지 않았다. 나는 '팻 패드'라는 말을 '수면무호흡증후군연구회'의 사례 발표에서 처음으로 사용했다. 그 후 어느 학회의 순환기전문의로부터 '팻 패드'라는 말을 사용해도 되겠느냐는 문의를 받았다.

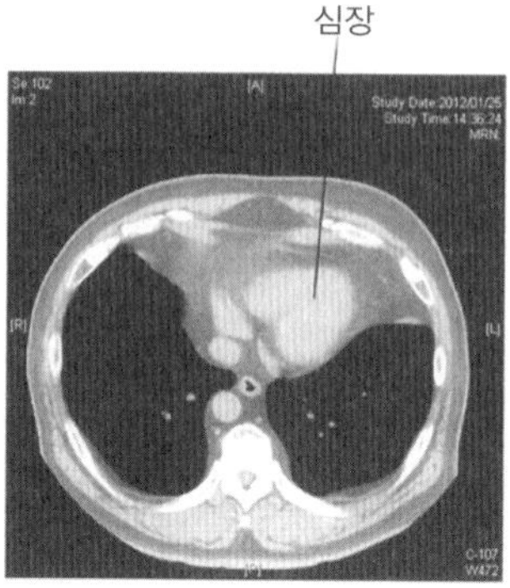

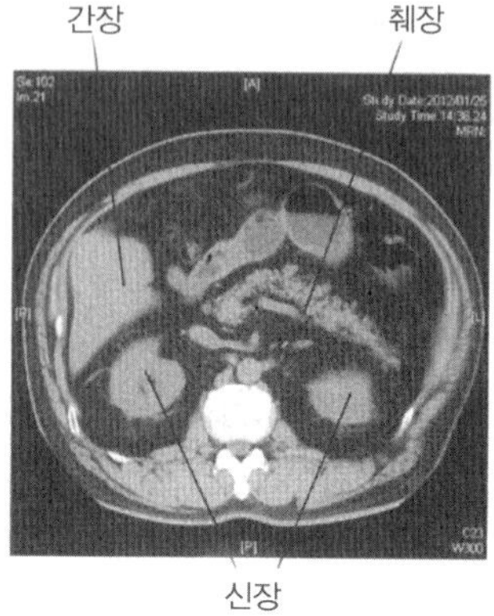

[팻 패드가 있는 사진]

심장(하트모형)의 주위에 검은 부분이 팻 패드이다.

검은 부분이 지방. 신장 주위를 지방이 덮고 있어 신장이 위축되고 있다. 췌장에 지방이 눈에 띈다.

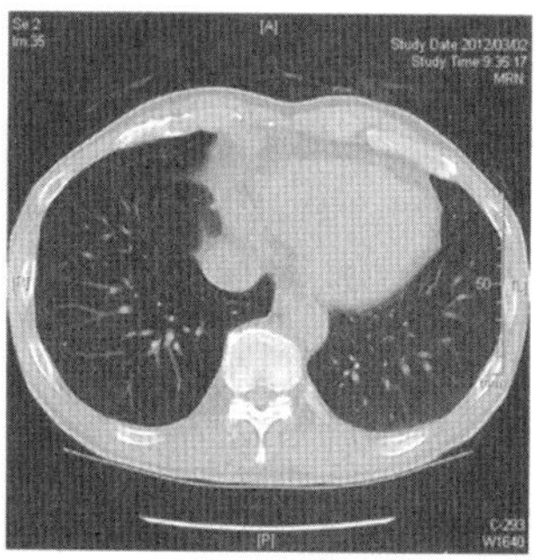

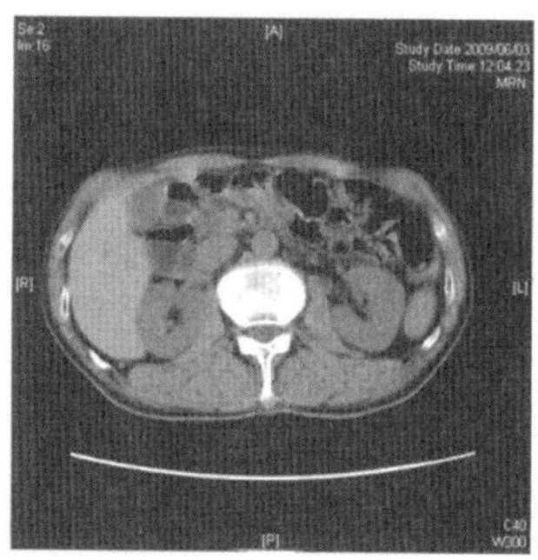

[팻 패드가 없는 사진]

심장 주위에 펫 패드가 없다.

신장 주위에 불필요한 지방이 없다.

"열이 없기 때문에 폐렴이 아니다"고 할 수 없다

폐렴이라면 기침이나 호흡 곤란 등의 증상과 함께 열이 난다고 생각하기 쉽다. 반대로 기침을 해도 열이 없으면 폐렴은 아니라고 생각하고 병원에 가지 않는 사람도 있을지 모른다. 방송 출연이나 취재 등을 통해 여러 번 이야기했지만 '열이 없기 때문에 폐렴이 아니다'라고 하는 것은 분명히 실수이다. 열이 없기 때문에 폐렴이 아니라고 생각하고 병원에 가지 않는 환자도 실수고, 의사가 그렇게 진단하는 것도 잘못이다.

한때는 폐렴환자가 연간 6,000명에서 7,000명에 달하기도 했다. 그러나 2011년의 데이터에 따르면 '천식으로 인한 사망자' 수가 2,000명 수준으로 감소했다. 그것은 '흡입 스테로이드 요법' 덕분이라고 볼 수 있다.

하지만 천식으로 인한 사망자 수를 더 줄일 수 있습니다.

그걸 알게 된 것도 영상진단에 의해서이다. 몇 년 전 무열(보통 체온에서 딱히 발열이 없음)이면서 천식 증세가 악화된 환자에 대해 혹시 하는 생각으로 흉부 CT 스캔 검사를 한 적이 있다. 그런데 거기에서 놀랍게도 폐 감염(소위 폐렴)이 발견된 것이다.

그 이후로는 천식 증세가 악화된 환자는 비록 열이 없더라도 최대한 흉부 CT 스캔 검사를 하도록 권하고 있다. 그 결과 상당히 많은 폐 감염자가 발견되었다. 무열성의 폐 질환이 발병했음에도 불구하고 흉부 CT 스캔 검사를 하지 않는 한 발견하지 못하는 케이스가 꽤 있다고 생각한다. "열이 없기 때문에 폐렴은 아니다"라고 방치하게 되면 사망에까지 이를 수 있는 위험이 있다.

우리 클리닉에서 발견된 무열성 폐 감염 환자는 그 후 항생제를 사용한 치료를 통해 곧바로 완치되었다. 지금은 옛날과 달리 좋은 항생제들이 있기 때문에 폐 감염은 즉시 완치되는 병이다.

근육, 뼈에 지방이 쌓인다

앞에서 근육에 지방이 쌓이면 근력이 저하된다고 했는데, 근육뿐 아니라 뼈에도 지방이 쌓이는 현상을 화상진단으로 확인했습니다. 노화에 따른 운동부족으로 골밀도가 감소하기 시작하면 골다공증 이외에 뼈 속에도 지방이 쌓인다. 나는 그런 상태의 뼈를 '지방뼈'라고 부르고 있다.

지방뼈에 대해 특히 주의가 필요한 부분이 척추이다. 척추에 지방뼈가 시작되면 압박 골절을 당하기 쉽기 때문이다. 나는 '지방뼈' 현상과 지방뼈에 의한 압박 골절을 MRI 검사로 확인하였다.

정상적인 근육과 뼈를 영상으로 보면 지방 축적을 나타내는 백색 부분이 없다. 그러나 지방근육과 지방뼈의 사진에서는 지방 축적을 나타내는 흰색 부분으로 확인된다.

마찬가지로 나는 지방이 쌓인 근육을 '지방근'이라고 부르고 있다. 이 사진들은 허리를 단면으로 본 MRI 사진이다. 허리근육과 척추의 검은 줄무늬가 근육이고 흰색 줄무늬가 지방이다. 이렇게 근육에 지방이 들어간 것이 '지방근'이다.

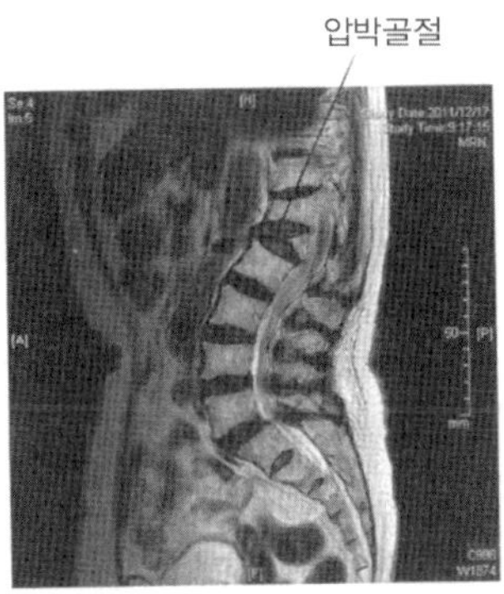

지방뼈

척추에 지방질이 흰색으로 두드러져 보인다. 이 경우에는 뼈가 약해 압박골절의 위험이 있다.

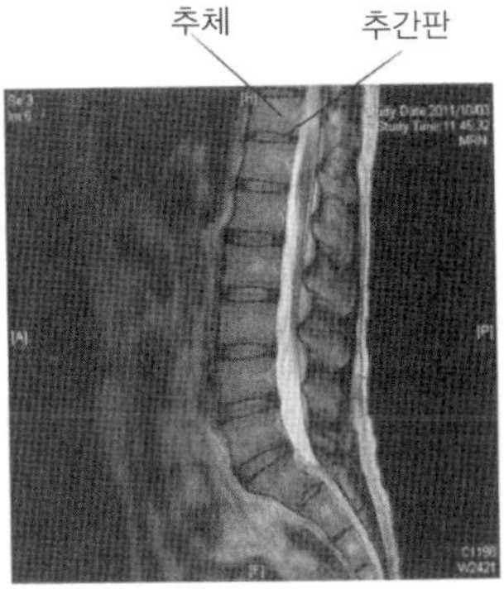

정상적인 뼈

척추도 지방이 없기 때문에 선명하게 나오고 있다.

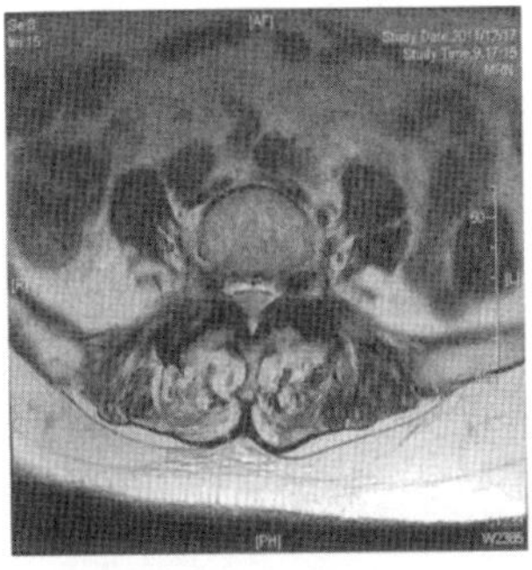

지방근육

근육 내에 지방(흰색)이 눈에 띈다

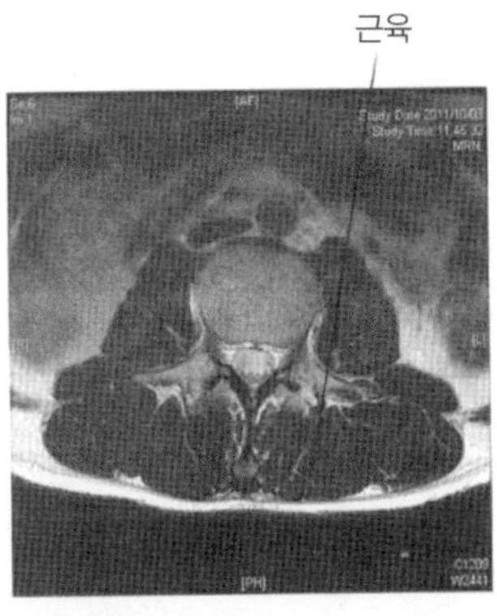

정상적인 근육

근육(흑색 부분)에 지방(흰색)이 적다

예를 들어 심비대(심장비대)는 고혈압이나 판막증 등으로 심장에 부담이 가해지면 이것을 이기기 위해 심장이 커지는 것으로, 심장 근육이 지방근이 되는 것과 관련이 있을 수 있다.

중노년이 되면 지방이 체내에 축적되기 쉬운 것을 피할 수 없는 면도 있지만, 이 지방이 근육과 뼈에 축적되지 않도록 하는 것이 중요하다. 이는 백세까지 걸을 몸 만들기에서 빠뜨릴 수 없는 아주 중요한 요소이다.

이 책에서 소개한 운동은 모두 중노년기의 몸에 부담 없이 할 수 있는 것들이다. 건강하기 위해서 무엇을 어떻게 할까 걱정만 할 것이 아니라 이 책의 내용을 바로 시작하도록 권한다. 그것이 중노년기에 건강한 몸 만들기의 시작이 될 것이다.